SCAN
for
Animated Audio eBook,
Vocabulary Cards,
Comprehension Questions,
Coloring Pages,
and more

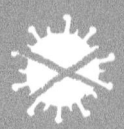

KEEP CALM
AND
WASH YOUR HANDS

MANTÉN LA CALMA
Y
LÁVATE LAS MANOS

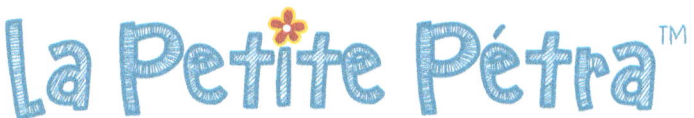

BILINGUAL PROGRAMS
FOR KIDS

PROGRAMAS BILINGÜES
PARA NIÑOS

18 TITLES
12 SERIES
5 LANGUAGES
Customized languages available on Special Orders

18 TÍTULOS
12 SERIES
5 IDIOMAS
Idiomas personalizados disponibles a través de pedidos especiales

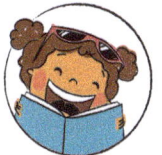

PHYSICAL BOOKS

ANIMATED AUDIO EBOOKS

LIBRO EN PAPEL

AUDIOLIBRO ANIMADO

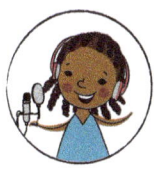

VOCABULARY FLASHCARDS

COMPREHENSION QUESTIONS

FICHAS DE VOCABULARIO

PREGUNTAS DE COMPRENSIÓN

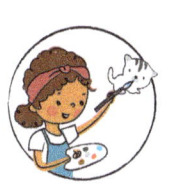

COLORING SHEETS

PUZZLES GAMES

PÁGINAS PARA COLOREAR

PUZZLES JUEGOS

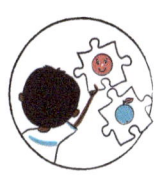

DEAR PARENTS AND TEACHERS,

Congratulations on encouraging your children and students to become bilingual and bilingually literate!

It is a decision that will pay dividends to your child or student for many years to come! Research has shown that it is easier for children who learn a language before the age of 6 to adopt a native accent. Research also shows that bilingual children have increased cognitive capacities.

The goal of Young and Bilingual™ is to accompany you and your children or students through the wonderful journey of becoming fully bilingual at a young age. The illustrations in each book are beautiful and colorful. Each book includes vocabulary words, a list of sight words used in the book, and phonics tips.

We have defined four different levels for our book series:

❶ Preschool-Kindergarten
Basic concepts and interactive reading for pre-readers

❷ Preschool to Grade 1
Simple sentences ideal for pre-readers, who are starting to learn how to read (under 150 words)

❸ Kindergarten to Grade 1
Short story ideal for beginner independent readers (under 300 words)

❹ Kindergarten to Grade 3
Short story, which includes life lessons and cultural discoveries (under 600 words)

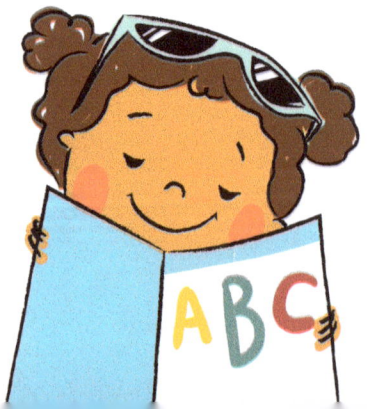

Young and Bilingual™ offers FREE supporting bilingual material on its website www.lapetitepetra.com to assist you and your children and students on this great journey of bilingualism. We welcome your feedback to improve continuously. Stay in touch with us, and, most importantly, enjoy the journey!

QUERIDOS PADRES Y PROFESORES,

¡Felicitaciones por animar a tus hijos y estudiantes a ser bilingües y a aprender a leer y escribir en varios idiomas!

¡Es una decisión que dará sus frutos en la vida de tu hijo o estudiante durante los años venideros! los estudios demuestran que es más fácil tener un acento nativo si se aprende un idioma antes de los 6 años. Las investigaciones también han demostrado que los niños bilingües tienen mejores capacidades cognitivas.

El objetivo de Young and Bilingual™ es acompañarte a ti y a tus hijos o estudiantes en el maravilloso viaje de llegar a ser totalmente bilingües a una edad temprana. Las ilustraciones de todos los libros son hermosas y coloridas. Todos los libros incluyen palabras de vocabulario, una lista de palabras claves utilizadas en el libro y consejos de fonética.

Hemos definido cuatro niveles para nuestros libros:

❶ Preescolar-Jardín de Infancia
Conceptos básicos y lectura interactiva para pre-lectores

❷ Preescolar a Primer Grado
Frases sencillas ideales para pre-lectores que están empezando a aprender a leer (menos de 150 palabras)

❸ Jardín de Infancia a Primer Grado
Una historia corta, ideal para lectores autónomos principiantes (menos de 300 palabras)

❹ Jardín de Infancia a Tercer Grado
Una historia corta que incluye lecciones vitales y descubrimientos culturales (menos de 600 palabras)

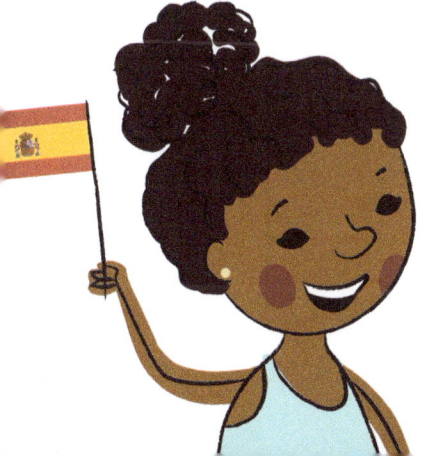

Young and Bilingual ™ ofrece material bilingüe gratuito de apoyo en su web www.lapetitepetra.com para ayudarte a ti y a tus hijos y estudiantes en este increíble viaje del bilingüismo. Agradecemos tus comentarios para mejorar continuamente. Manténte en contacto con nosotros y, sobre todo, ¡disfruta del viaje!

Publisher's Cataloging-In-Publication Data
(Prepared by Xponential Learning, Inc.)
Names: Krystel, Armand, author. | Vynokurova, Oksana, illustrator.
Title: La Petite Pétra. El Coronavirus explicado para niños = The Coronavirus Explained for kids/ Krystel Armand; illustrated by Oksana Vynokurova.
Other Titles: El Coronavirus explicado para niños | The Coronavirus Explained for kids
Description: [Miami, Florida] : Xponential Learning Inc, 2020. | Series: La Petite Pétra | Bilingual. Spanish and English. | Interest age level: 005-010. | Summary: 'Petra and Lili explain to kids what the Coronavirus is and how it gets transmitted from one person to the next. They show children what to do to protect themselves from catching and spreading the virus'--Provided by publisher.

First Publication: March 2020
Third publication: May 2022
XPONENTIAL LEARNING INC
Copyright © 2020 Krystel Armand

All rights reserved. No part of this publication may be reproduced, distributed, or transmitted in any form or by any means, including photocopying, recording, or other electronic or mechanical methods, without the prior written permission of the publisher, except in the case of brief quotations embodied in critical reviews and certain other noncommercial uses permitted by copyright law.

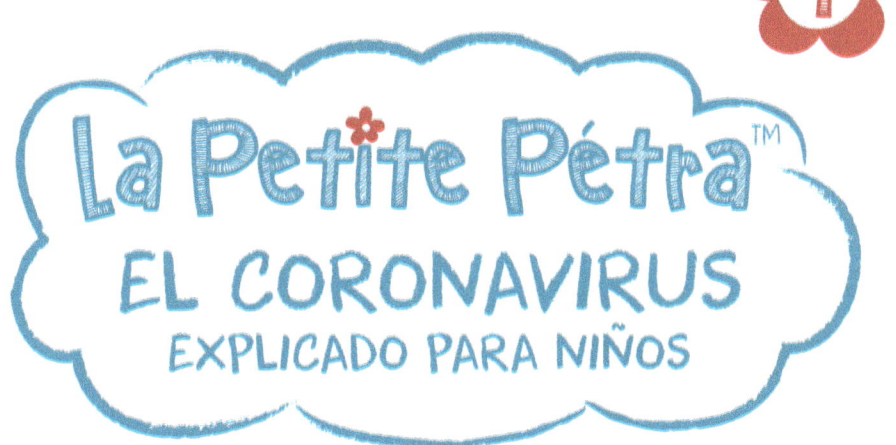

EL CORONAVIRUS
EXPLICADO PARA NIÑOS

The Coronavirus explained for kids

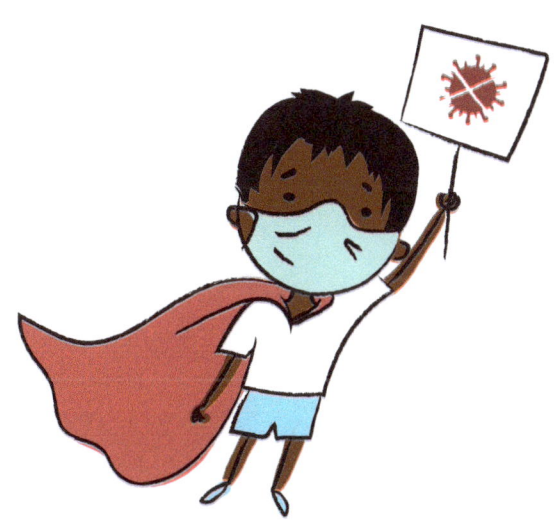

Krystel Armand

Illustrated by Oksana Vynokurova

Todo el mundo habla del Coronavirus. ¿Qué es?

Everyone is talking about the coronavirus. What is it?

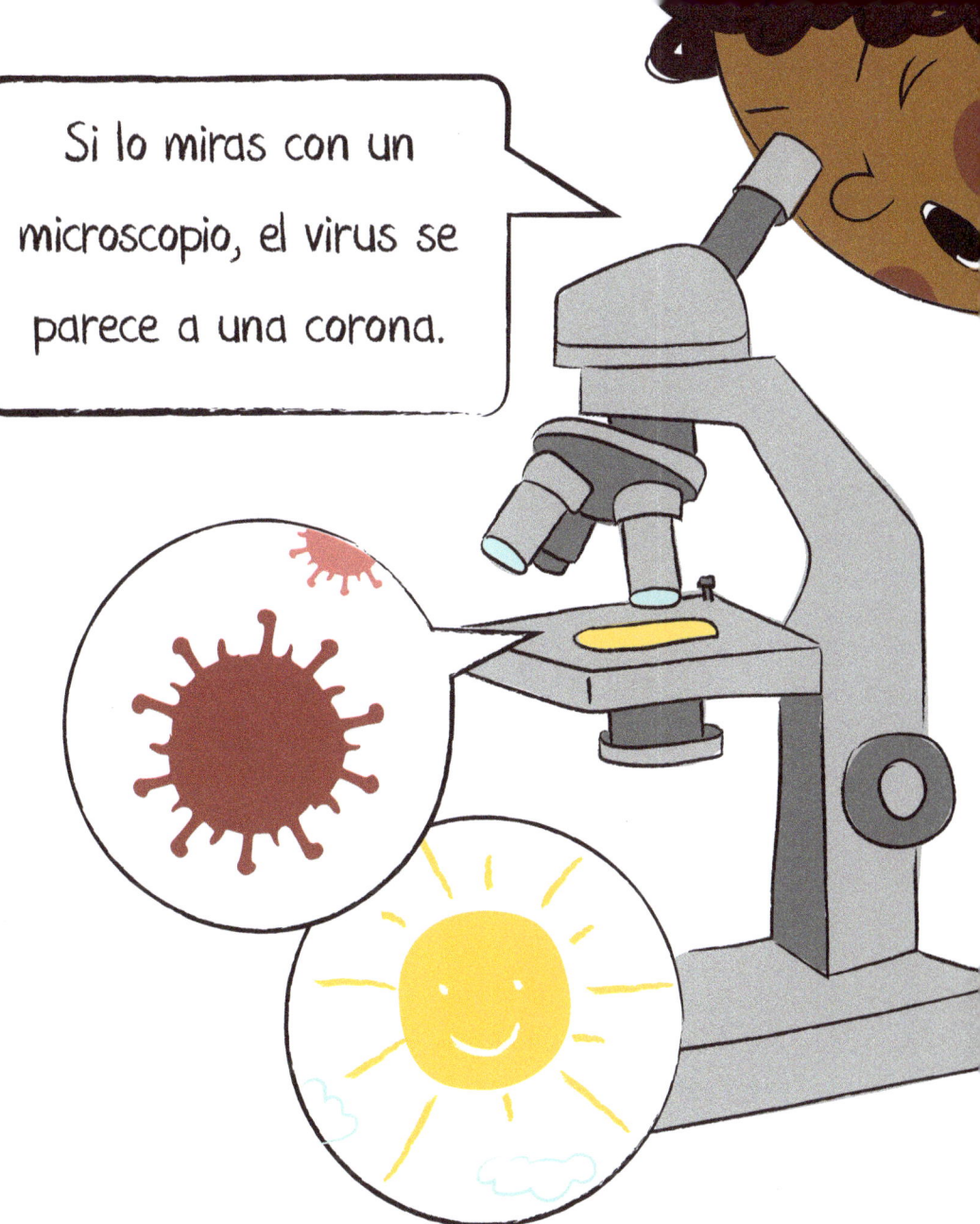

Es un virus que causa una enfermedad llamada COVID-19.

It is a virus that causes a disease called COVID-19.

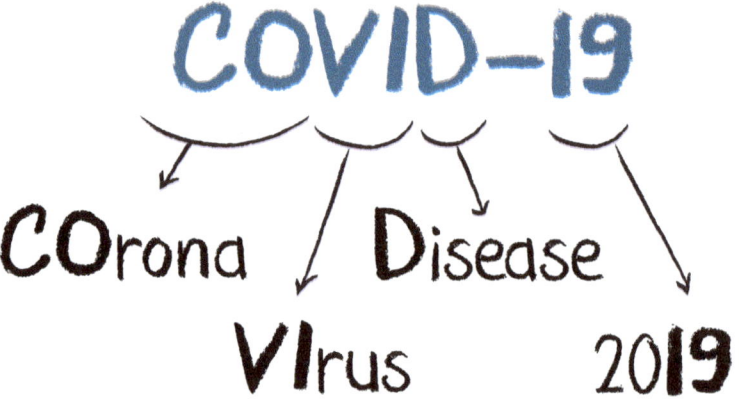

COVID-19
- COrona
- VIrus
- Disease
- 2019

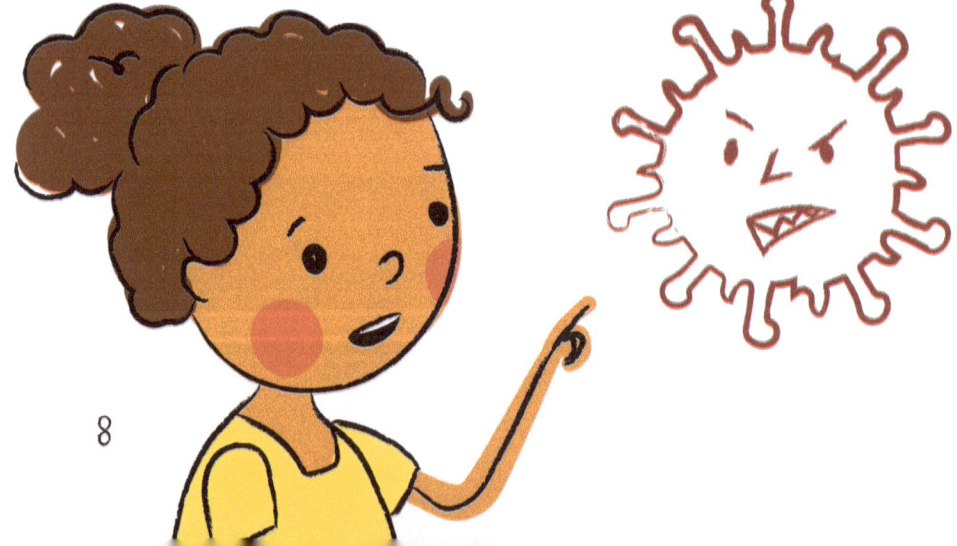

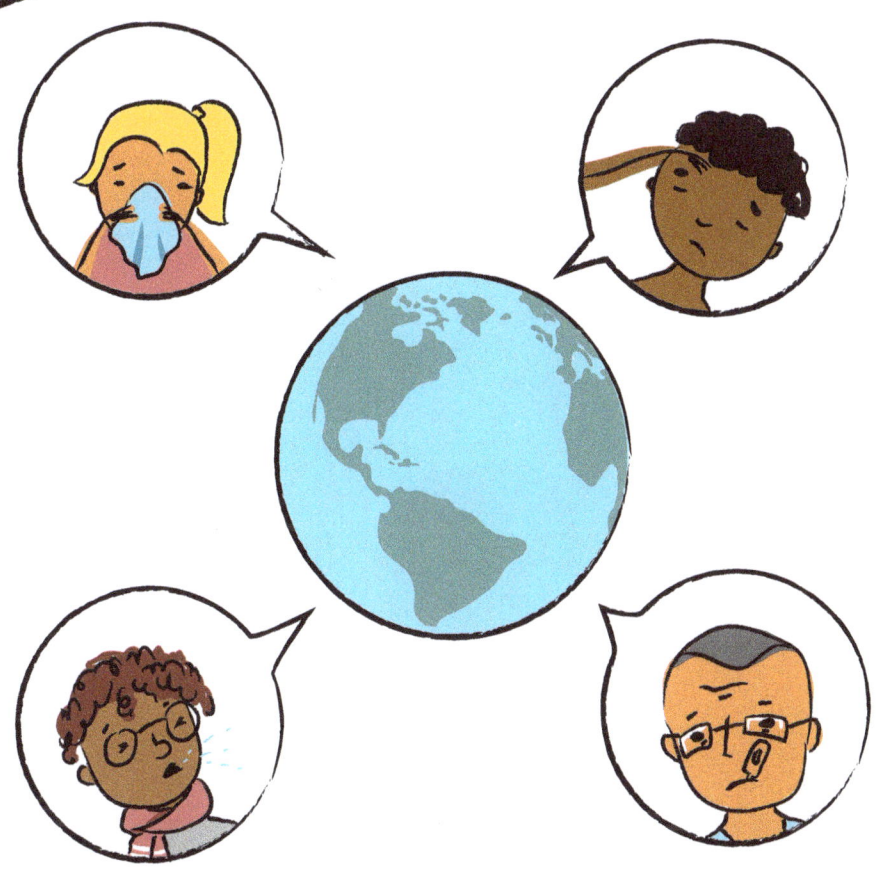

Este virus ha hecho que muchas personas enfermen en todo el mundo.

It has made a lot of people sick all around the world.

¿De verdad? Entonces, ¿quieres decir que gente de diferentes países puede coger el virus?

Really? Do you mean that people from different countries can catch the virus?

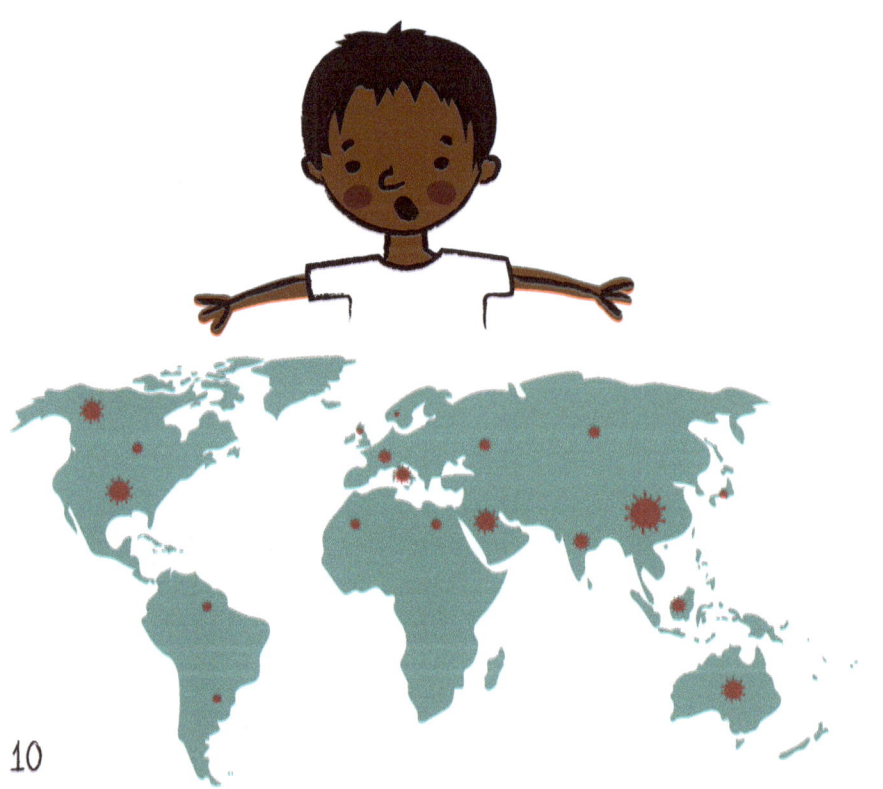

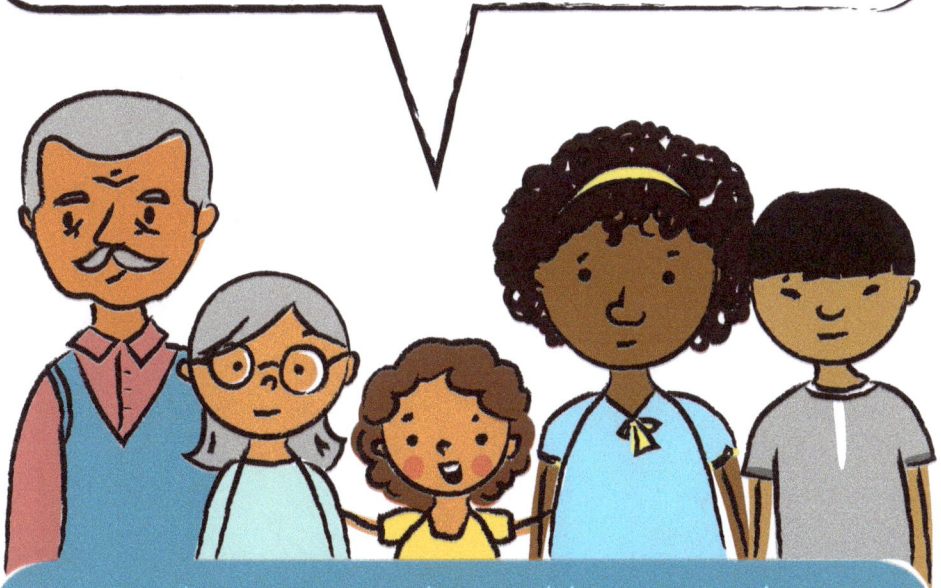

¿Cómo se transmite el virus de una persona a otra?

How is the virus transmitted from one person to another?

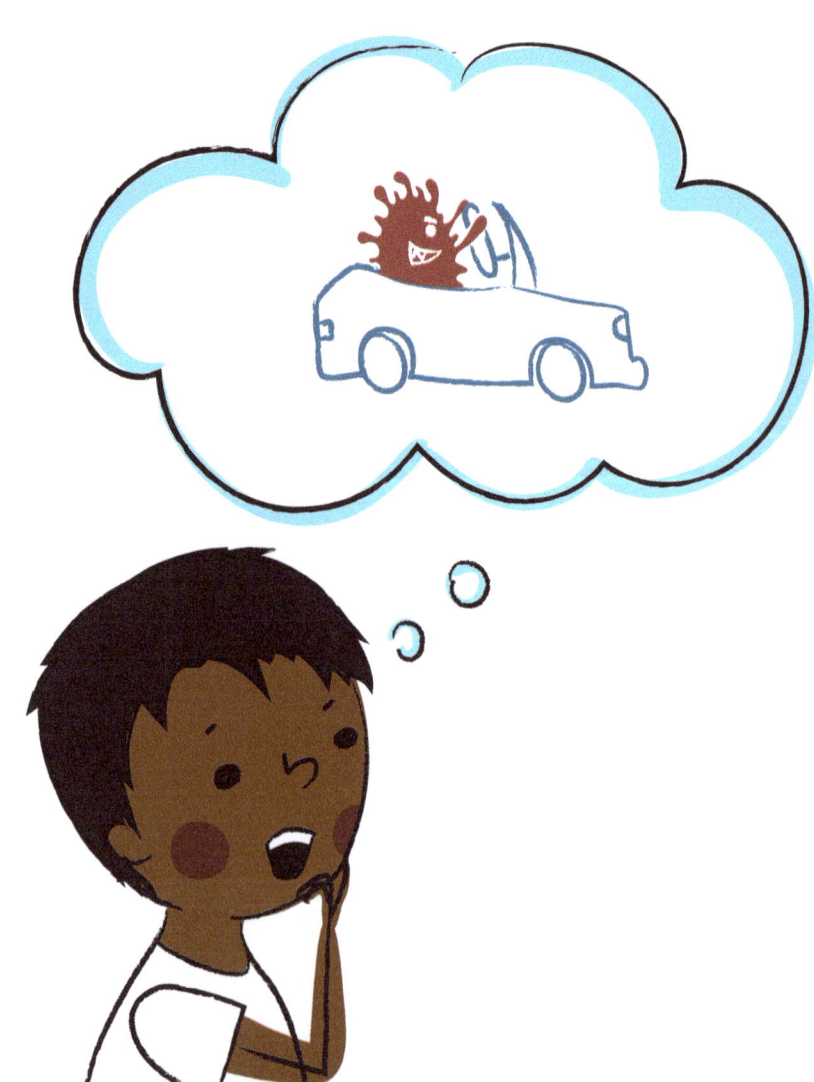

Cuando una persona infectada con el COVID-19 tose, estornuda, habla o incluso exhala cerca de otras personas, puede contagiar a estas personas.

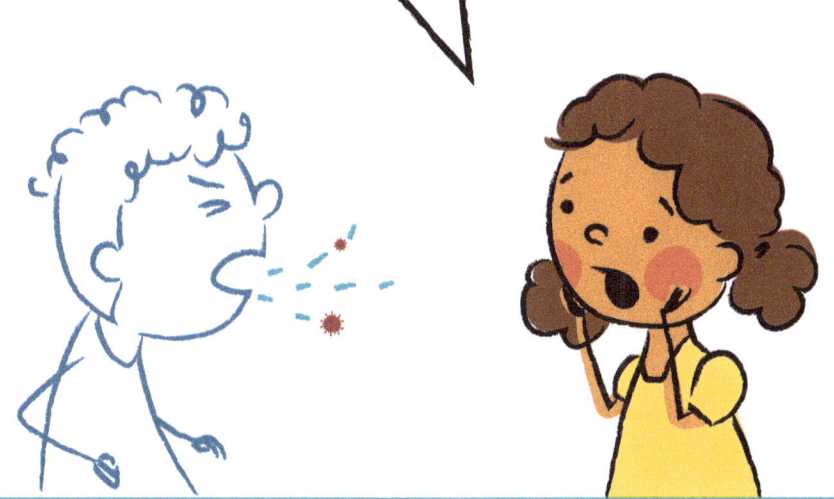

When a person who has caught the COVID-19 coughs, sneezes, talks, or even exhales close to other people, he can get these people sick.

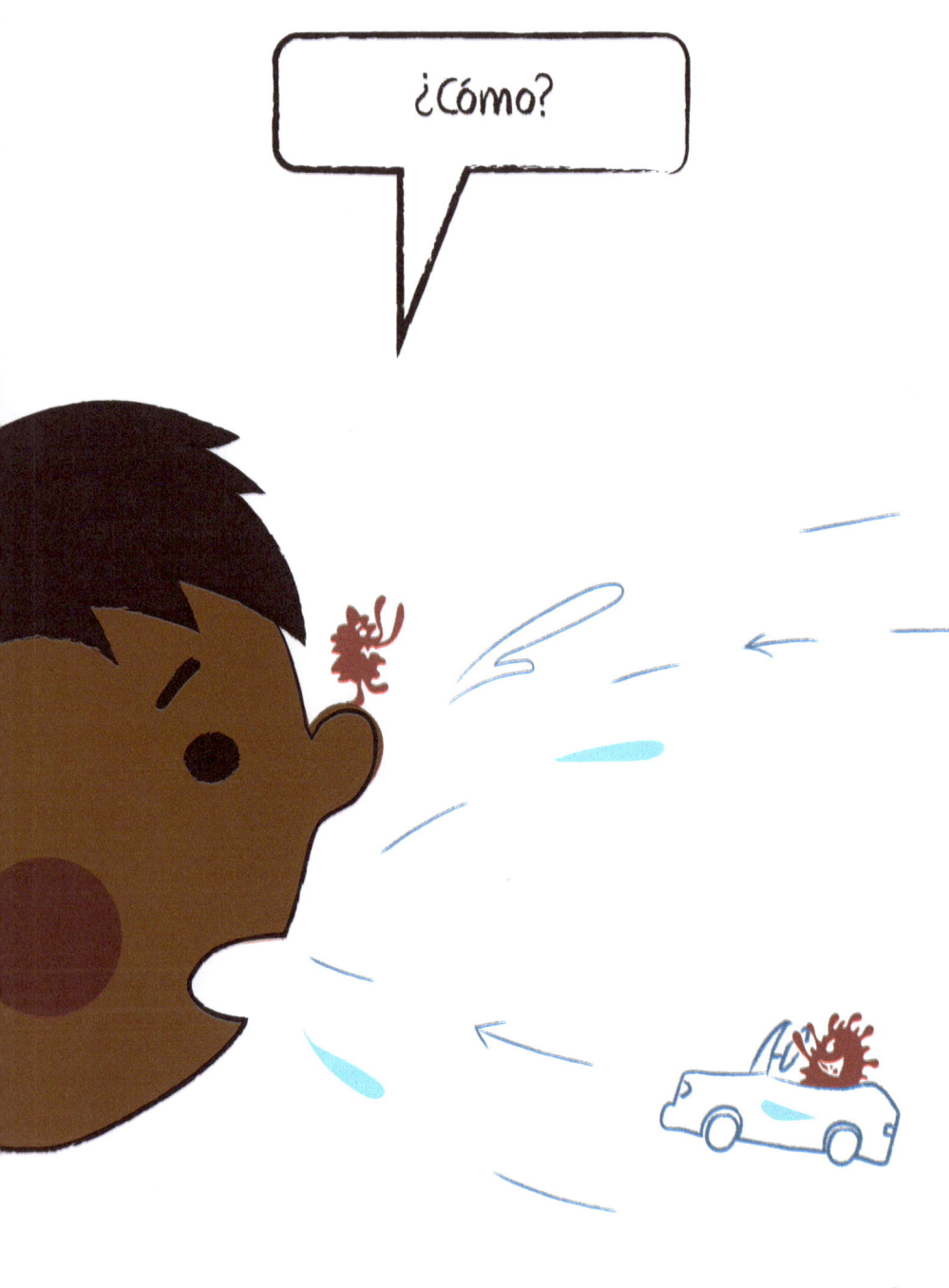

Si las gotitas que se producen en la nariz o la boca aterrizan en la boca o la nariz de personas que estén cerca, entonces ellas pueden enfermarse.

If the little drops produced from his nose or mouth land in the mouth or nose of people nearby, then they can get sick.

¿Y si la gota cae en tu mano o en un objeto, como un libro o un teléfono?

CHICOS, ENCONTRAD CUÁNTAS COSAS SE INFECTARÁN.

KIDS, FIND HOW MANY THINGS WILL GET INFECTED.

How about if the droplet lands on our hand or on an object, like a table, a book, or a phone?

¡Buena pregunta! Si una gotita cae sobre tu mano y tocas tus ojos, nariz o boca con esa mano, ¡también te infectarás!

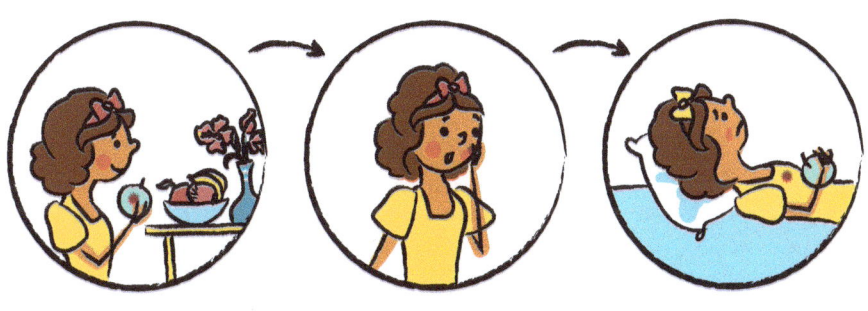

Great question! If a droplet lands on an object, and you touch that object, then you touch your eyes, mouth or nose with that infected hand, you can get sick too!

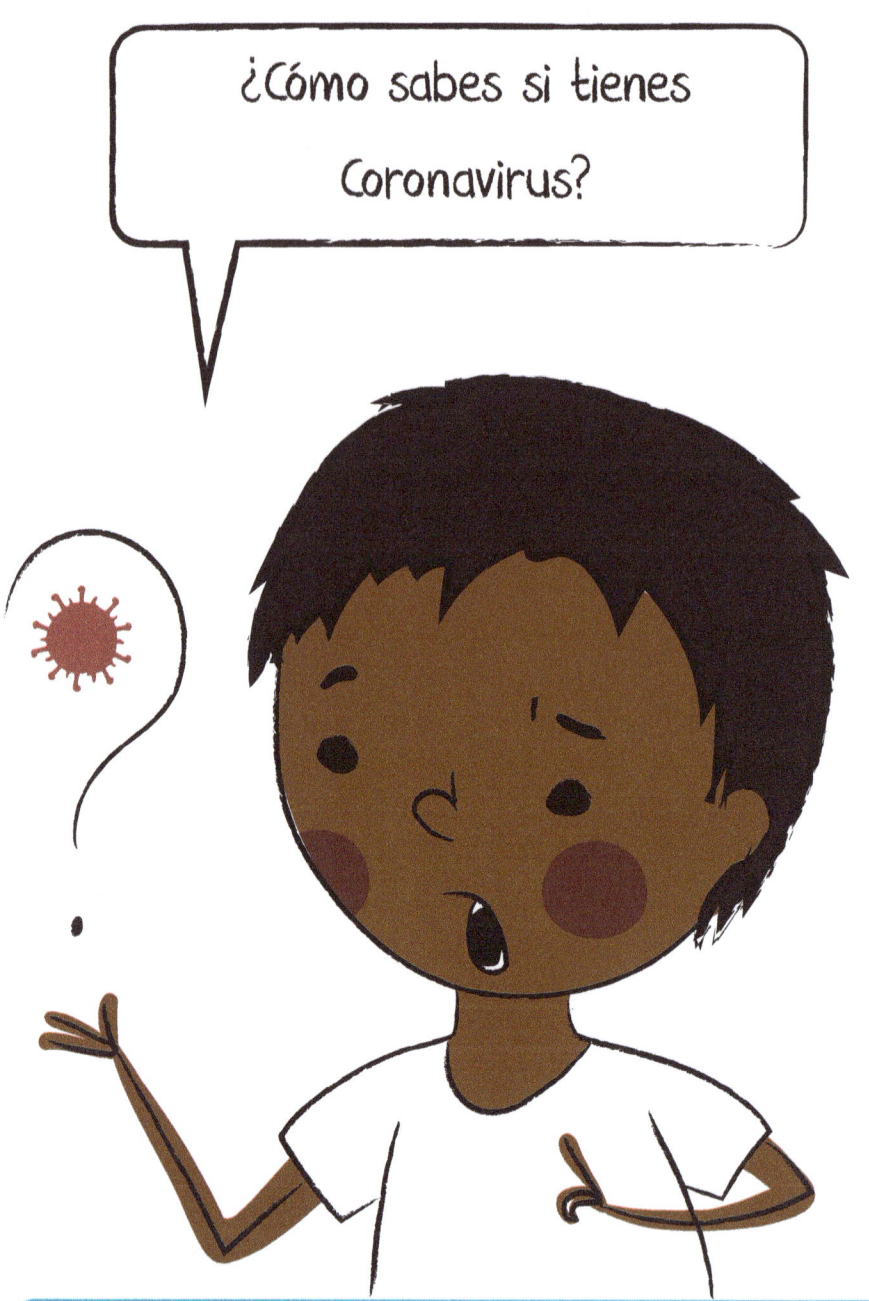

Los síntomas son similares a los de la gripe:

The symptoms are similar to the flu:

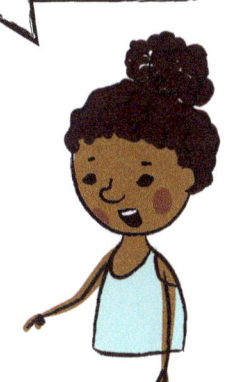

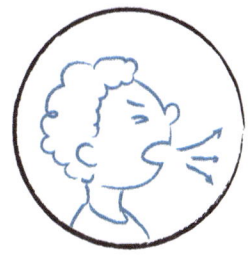
Tos seca y garganta irritada

Dry cough and itchy throat

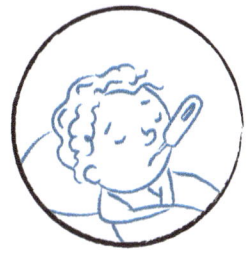
Fiebre

Fever

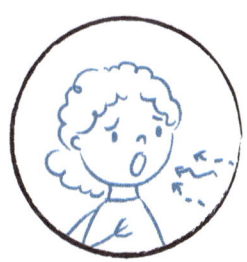
Dificultad para respirar

Difficulty breathing

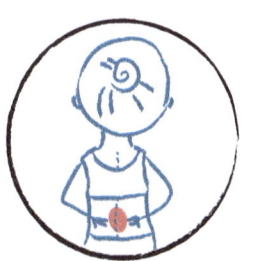
Fatiga

Body aches

¿Todas las personas que contraen el virus tienen que ir al hospital?

Does everyone who gets the virus go to the hospital?

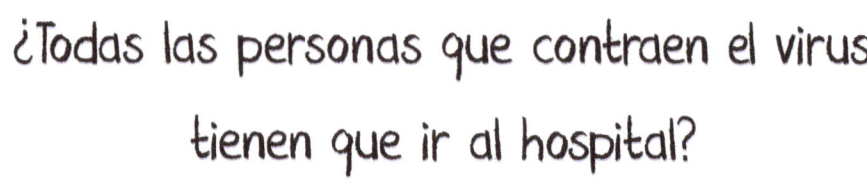

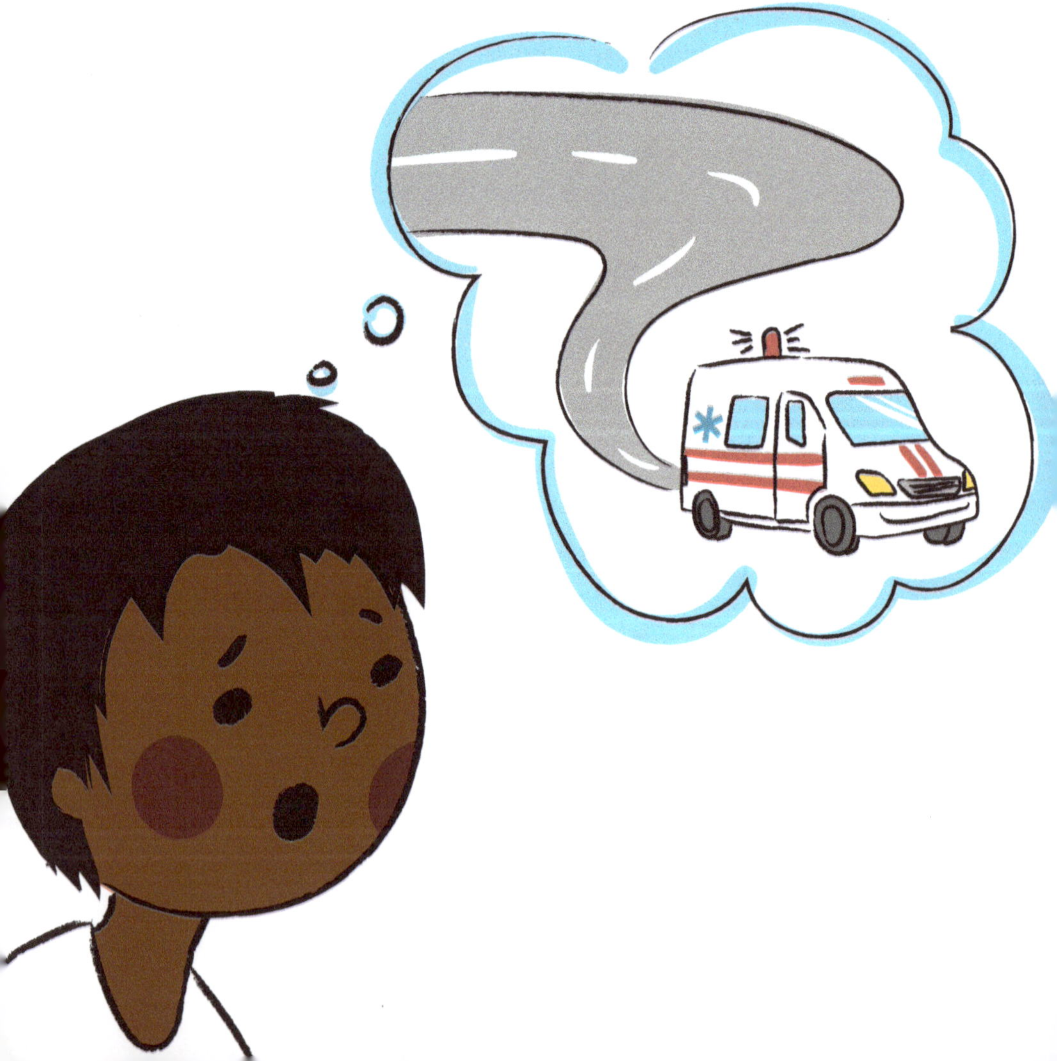

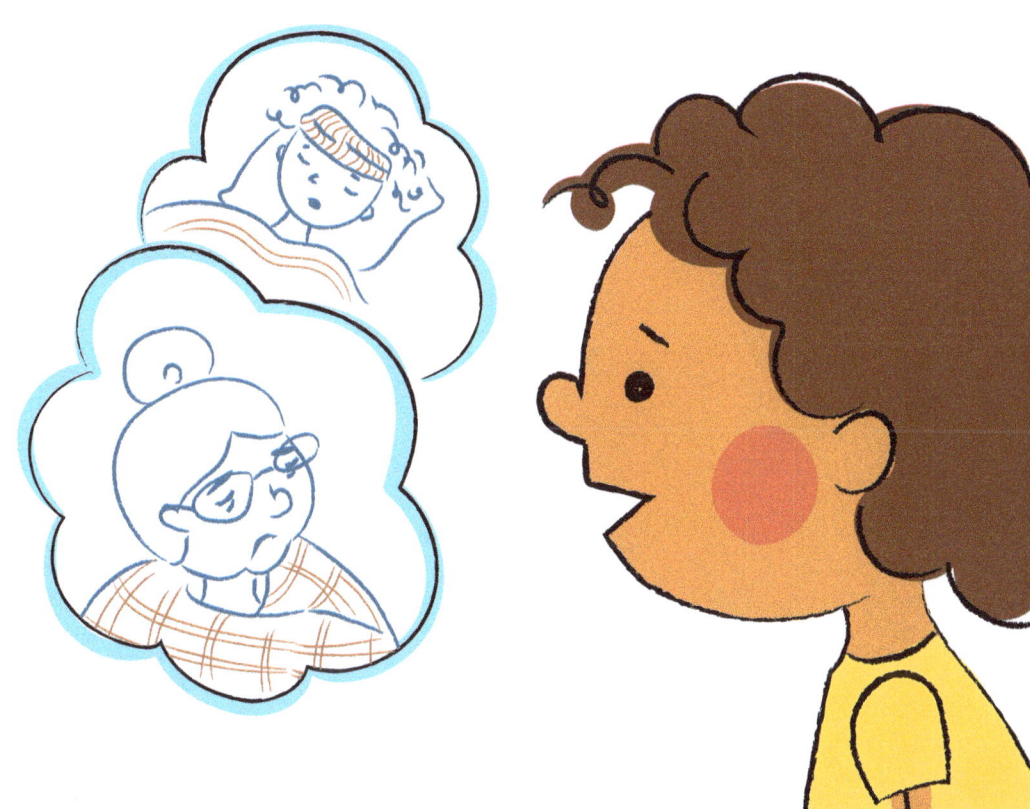

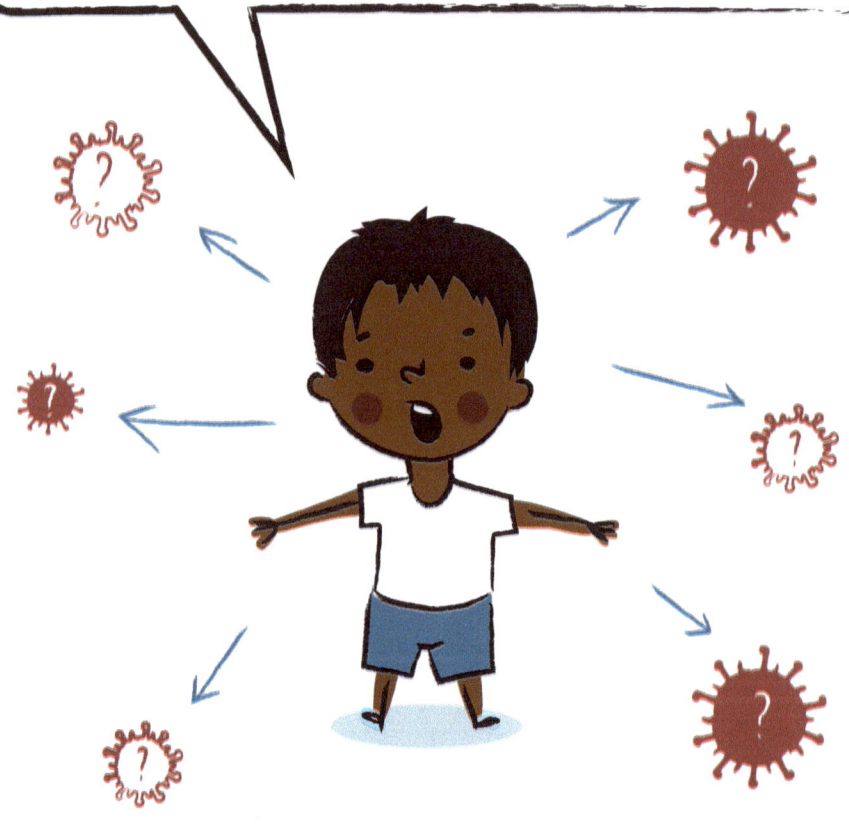

¿Puede una persona no enfermar con el virus pero hacer que otras caigan muy enfermas?

Can someone who does not get sick from the virus make someone else very sick?

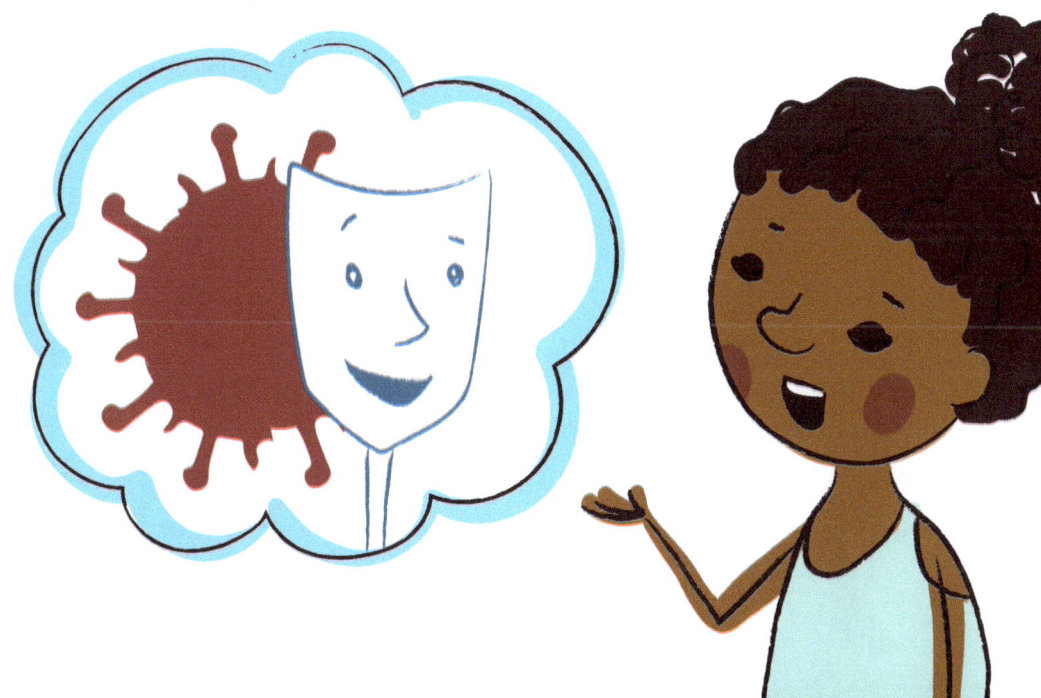

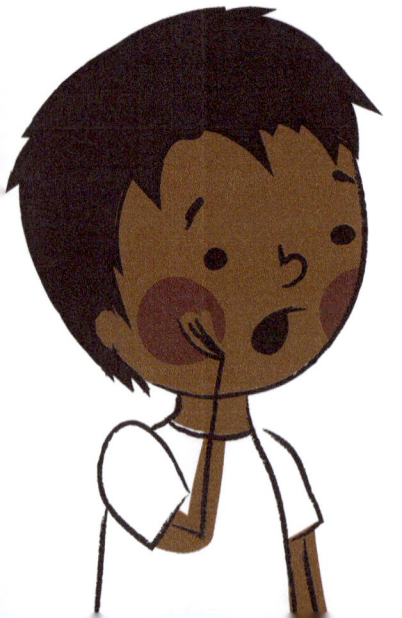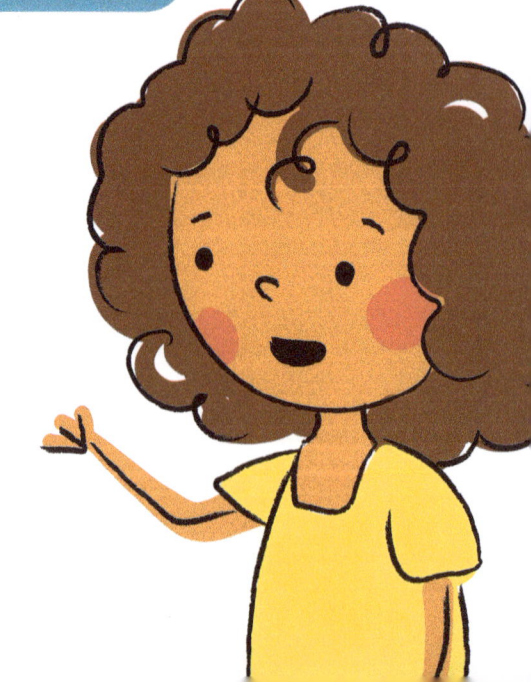

¡Si! Es por eso que compartiré con ustedes algunos consejos para evitar que usted y quienes lo rodean se enfermen.

As a matter of fact, that is why I will share with you a few tips to prevent you and those around you from getting sick.

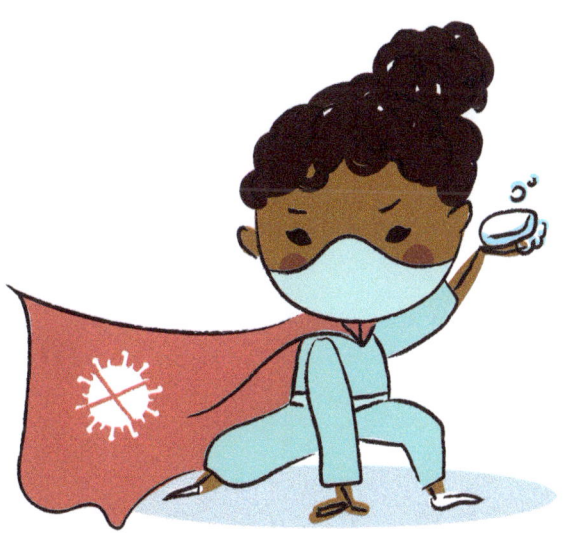

1 Lávate las manos con jabón

Wash your hands with soap

a) Y haz mucha espuma

Make a lot of suds with the soap

b) Lávate las manos durante, al menos, 20 segundos

Wash your hands for at least 20 seconds

 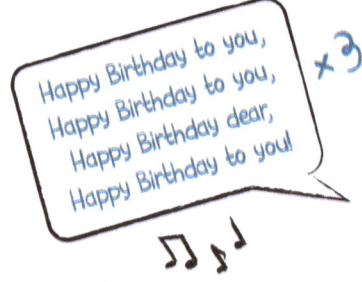 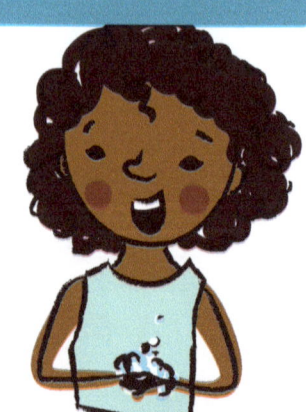

(c) Lávate las manos después de ir al baño o de estar en lugares públicos (tiendas, transporte público)

Wash your hands after using the bathroom or being in public places (playgrounds, stores, buses)

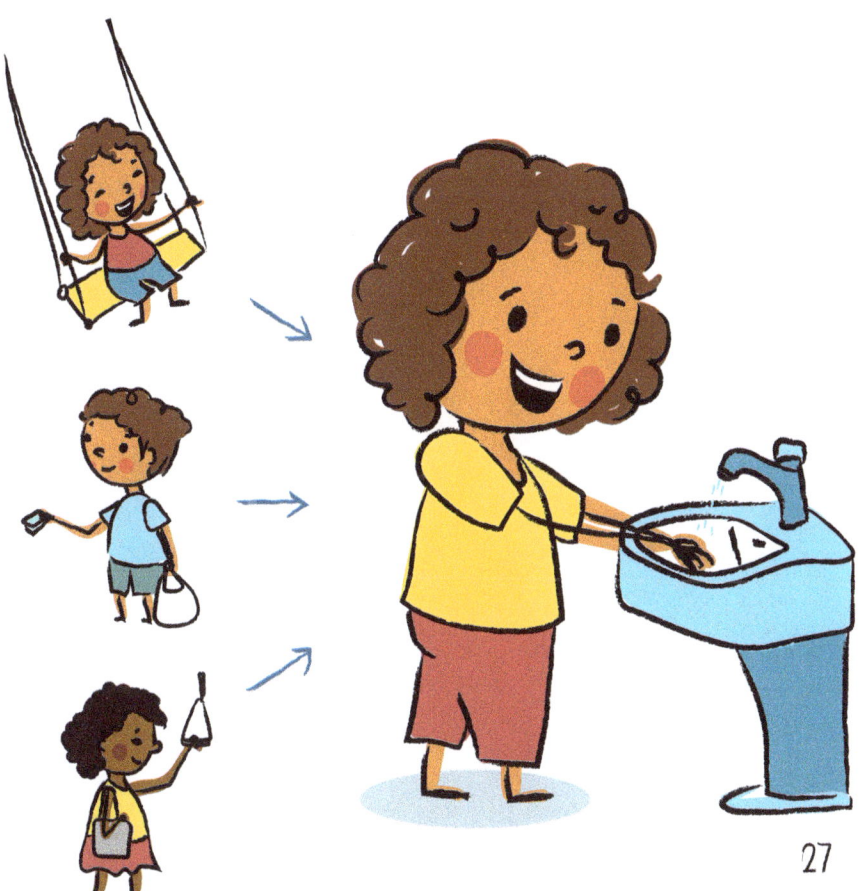

2 Estornuda en tu codo

Sneeze in your elbow

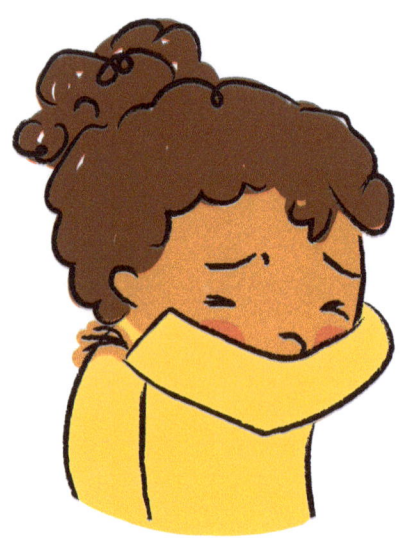

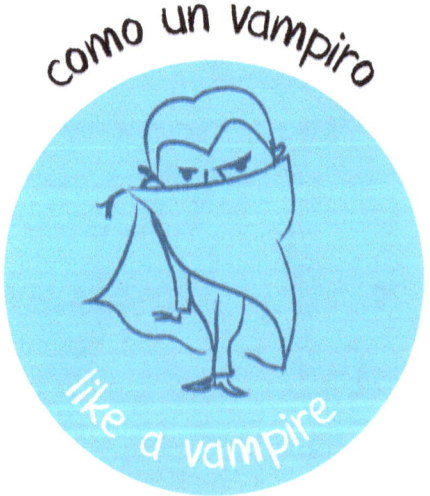
como un vampiro / like a vampire

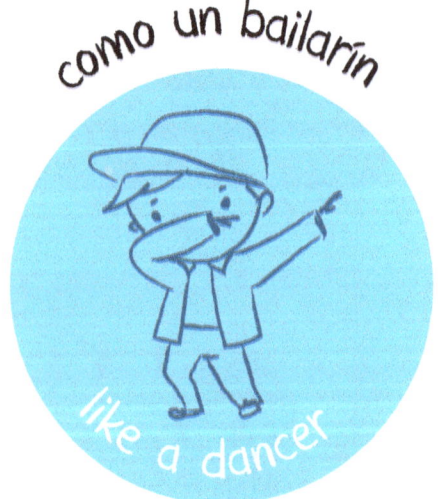
como un bailarín / like a dancer

3 ¡Evita tocarte los ojos, la boca y la nariz!

Avoid touching your eyes, mouth, and nose!

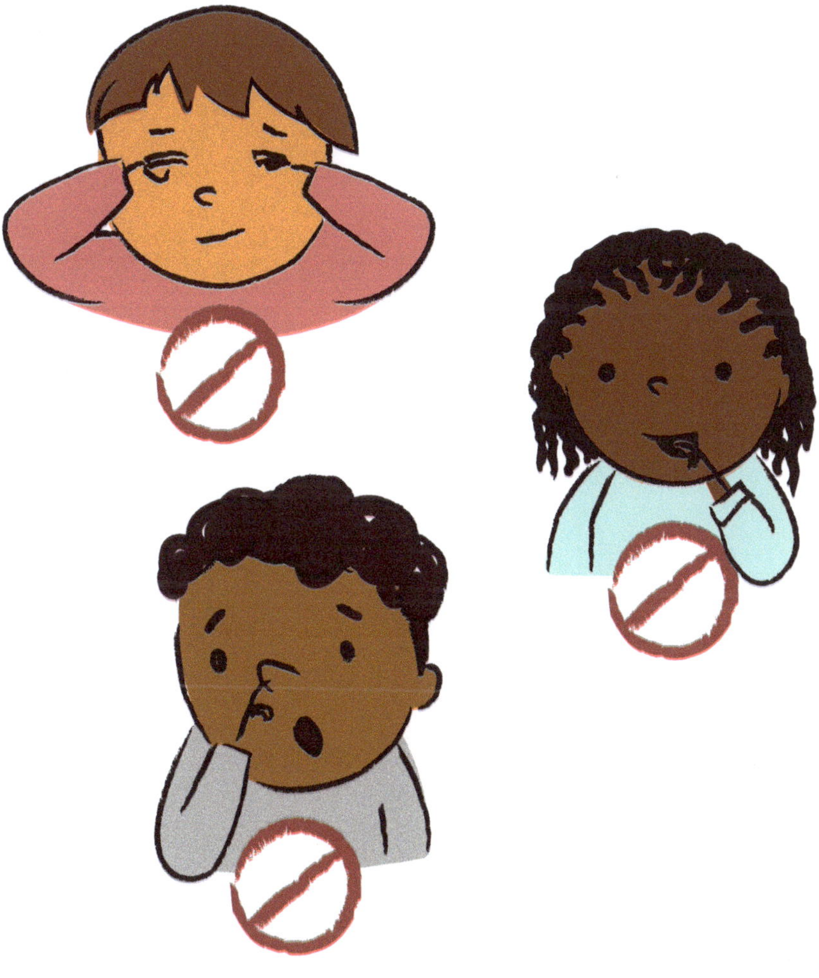

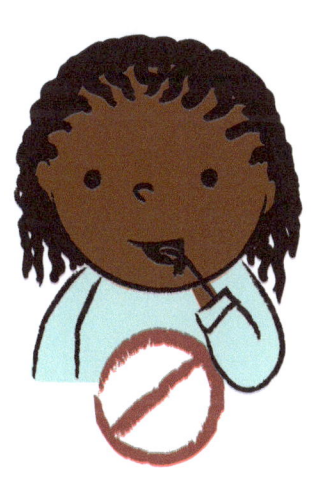

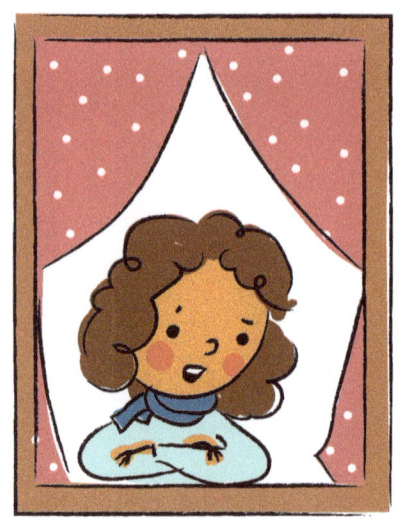

Tienes que quedarte en casa si estás enfermo.

You need to stay at home if you are sick.

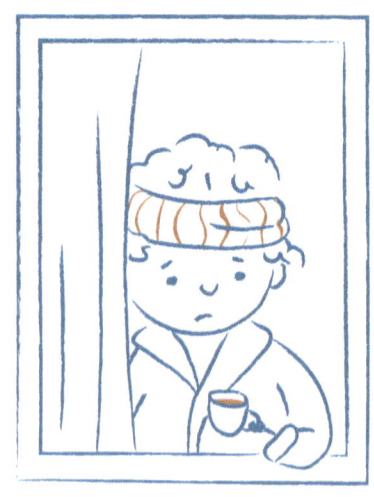

¿Por qué?

Why?

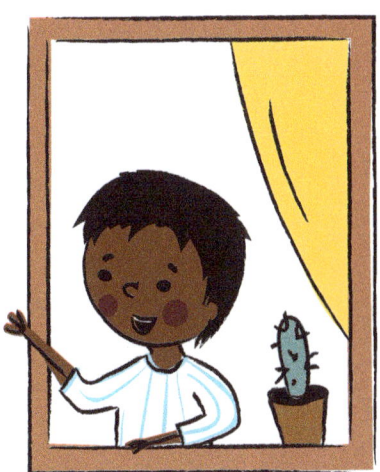

Para reducir la cantidad de personas que pueden contagiarse entre sí.

To reduce the number of people who can infect one another.

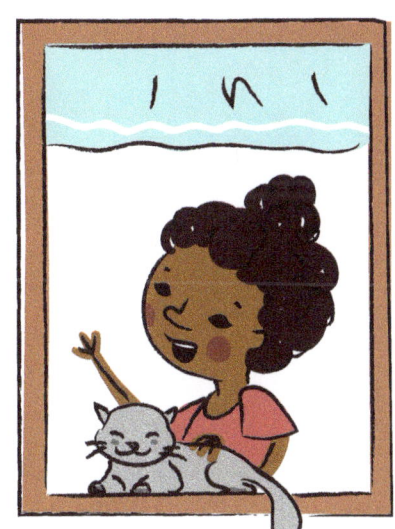

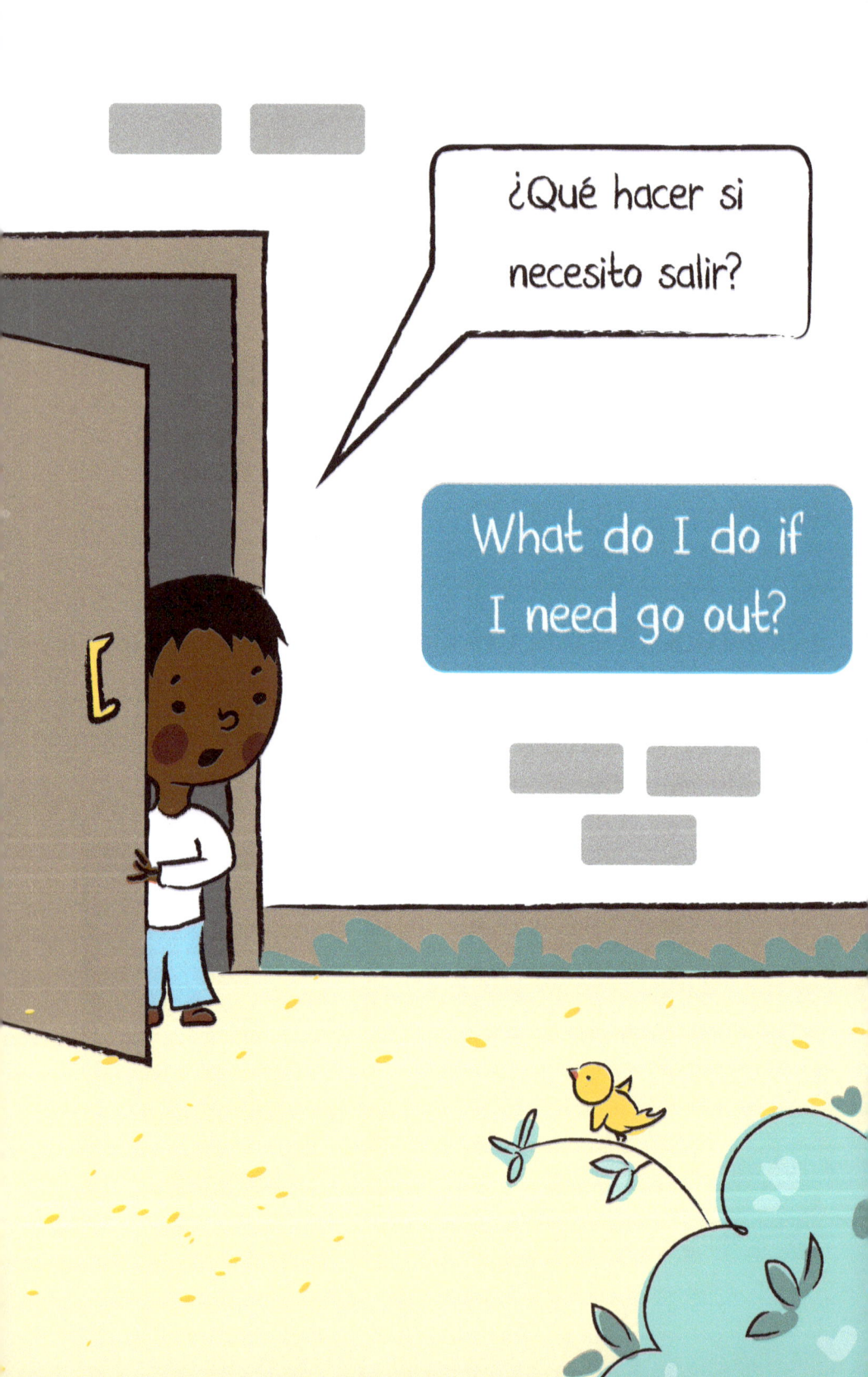

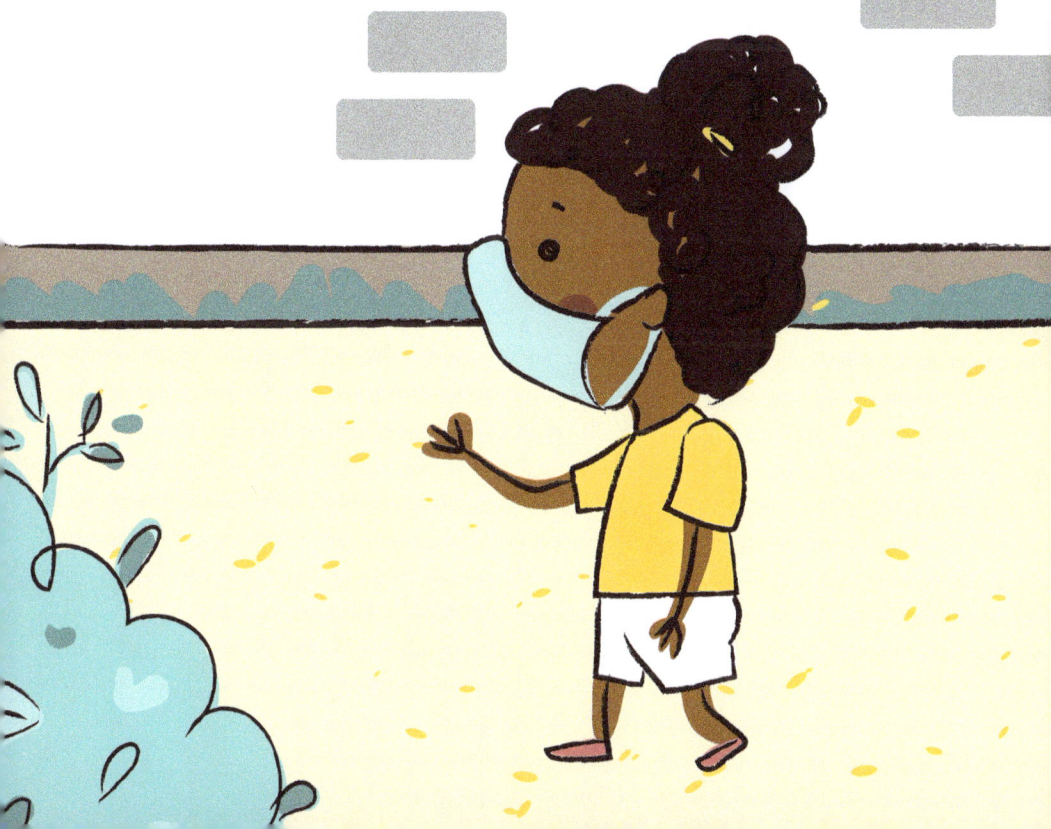

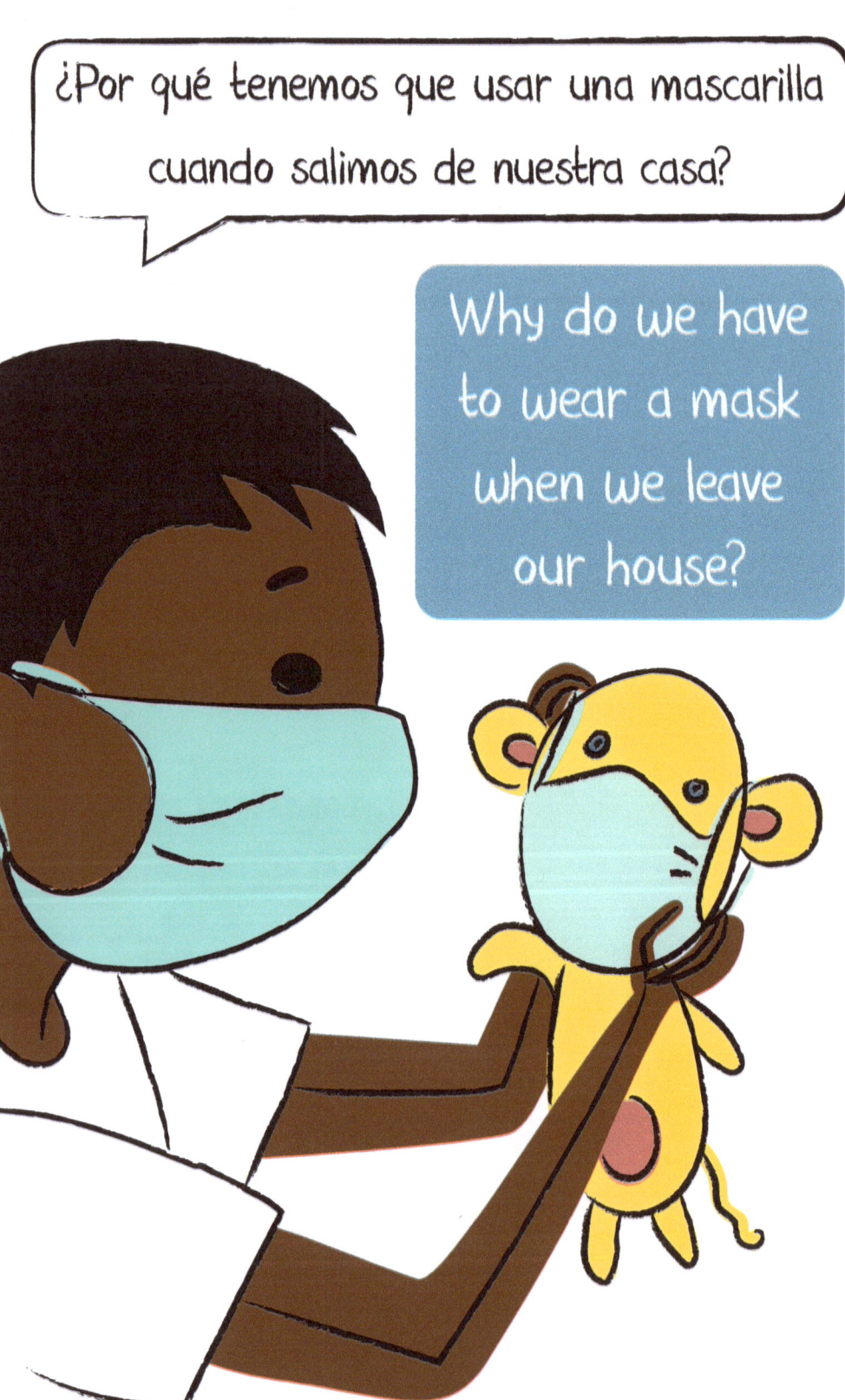

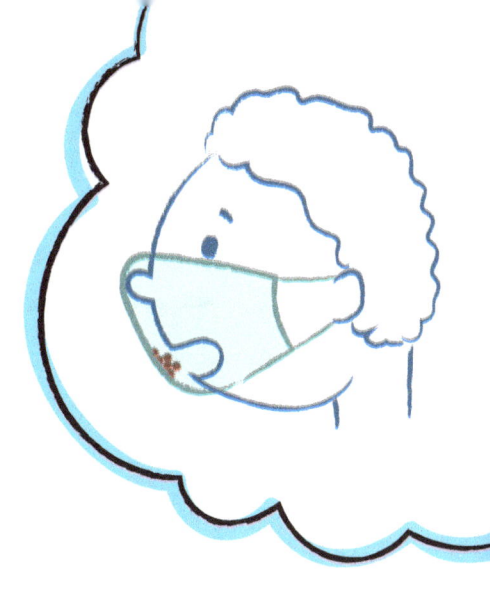

la mayoría de las gotas potencialmente infectadas pueden ser atrapadas por una mascarilla. Cuando todos usamos una mascarilla, todos nos protegemos unos a otros.

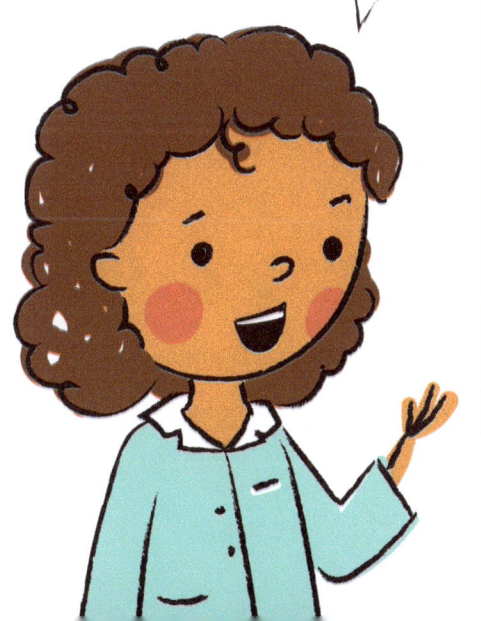

Most potentially infected droplets can be caught by a mask. When we all wear a mask, we all protect one another.

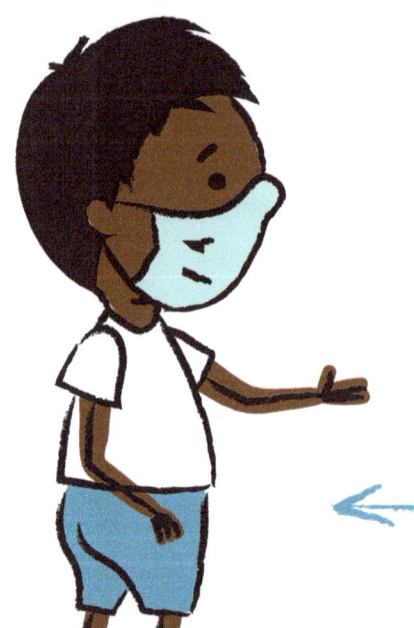

Tenemos que practicar el distanciamiento social.

We have to practice social distancing.

¿Qué es eso?

What is that?

6 ft / 2 m

Mantener una distancia de al menos 2 metros entre nosotros y otras personas para que las gotas de una persona infectada no puedan alcanzarnos.

It's keeping a distance of at least 6 feet between us and other people so that droplets of an infected person cannot reach us.

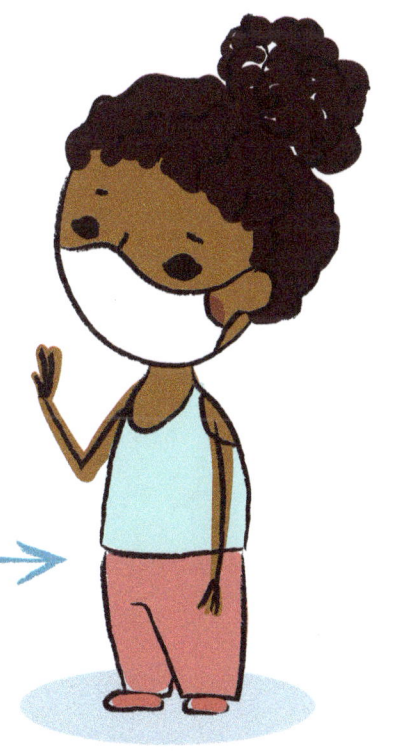

¡Vacúnate!

La vacuna contra el COVID te protege contra el virus. No evita que la gente contraiga la infección, pero a menudo evita que la gente muera a causa de ella.

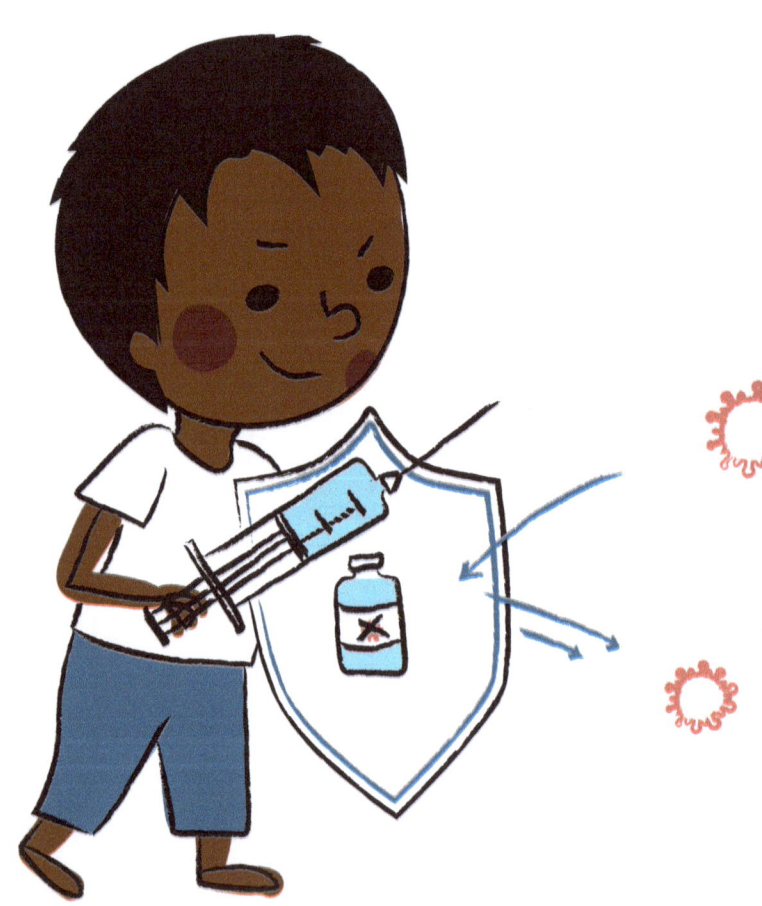

> Get vaccinated!
> The COVID vaccine protects you against the virus. It doesn't prevent people from getting the infection, but it often prevents people from dying of it.

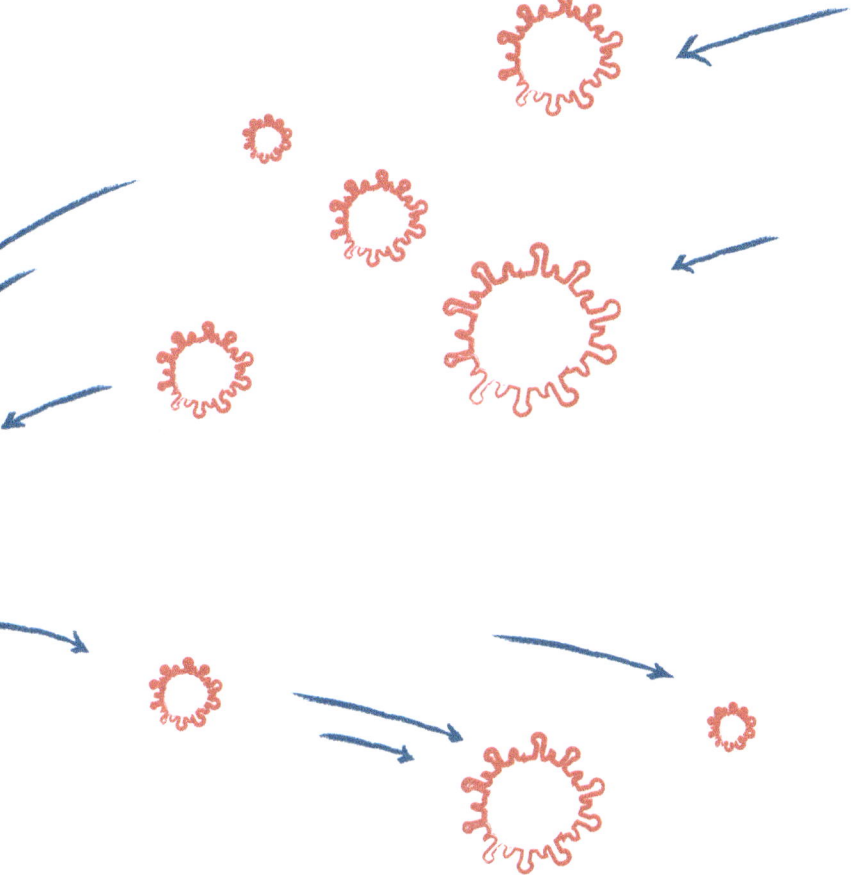

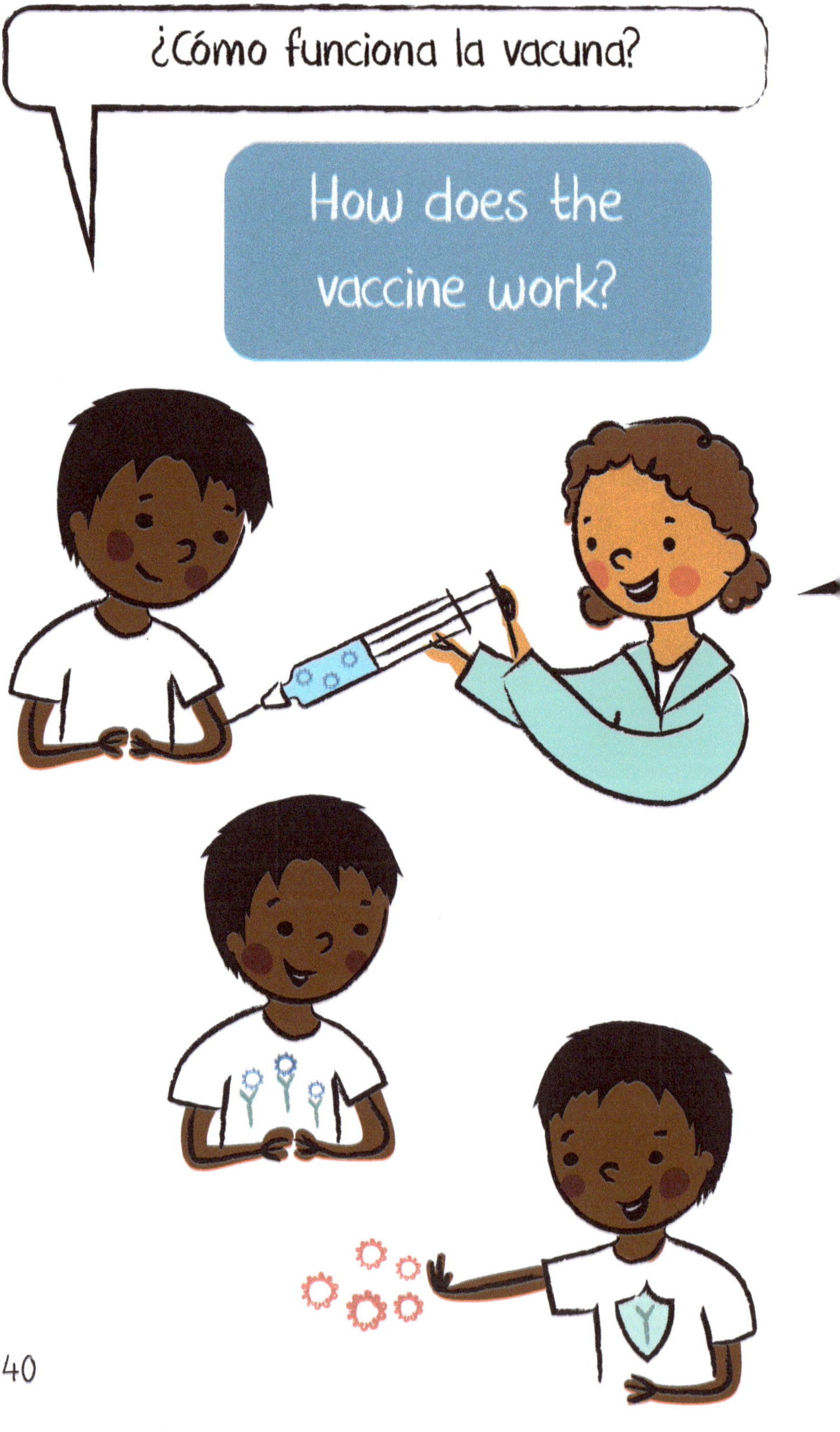

¿Cómo funciona la vacuna?

How does the vaccine work?

Una vacuna es un líquido que se inyecta en nuestro cuerpo. Entrena a nuestro sistema inmune a luchar contra una enfermedad mediante la creación de unas proteínas llamadas anticuerpos.

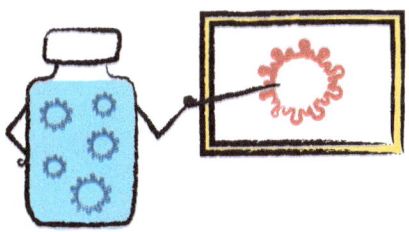

A vaccine is a liquid that is injected into our body. It trains our immune system to fight a disease by creating proteins called antibodies.

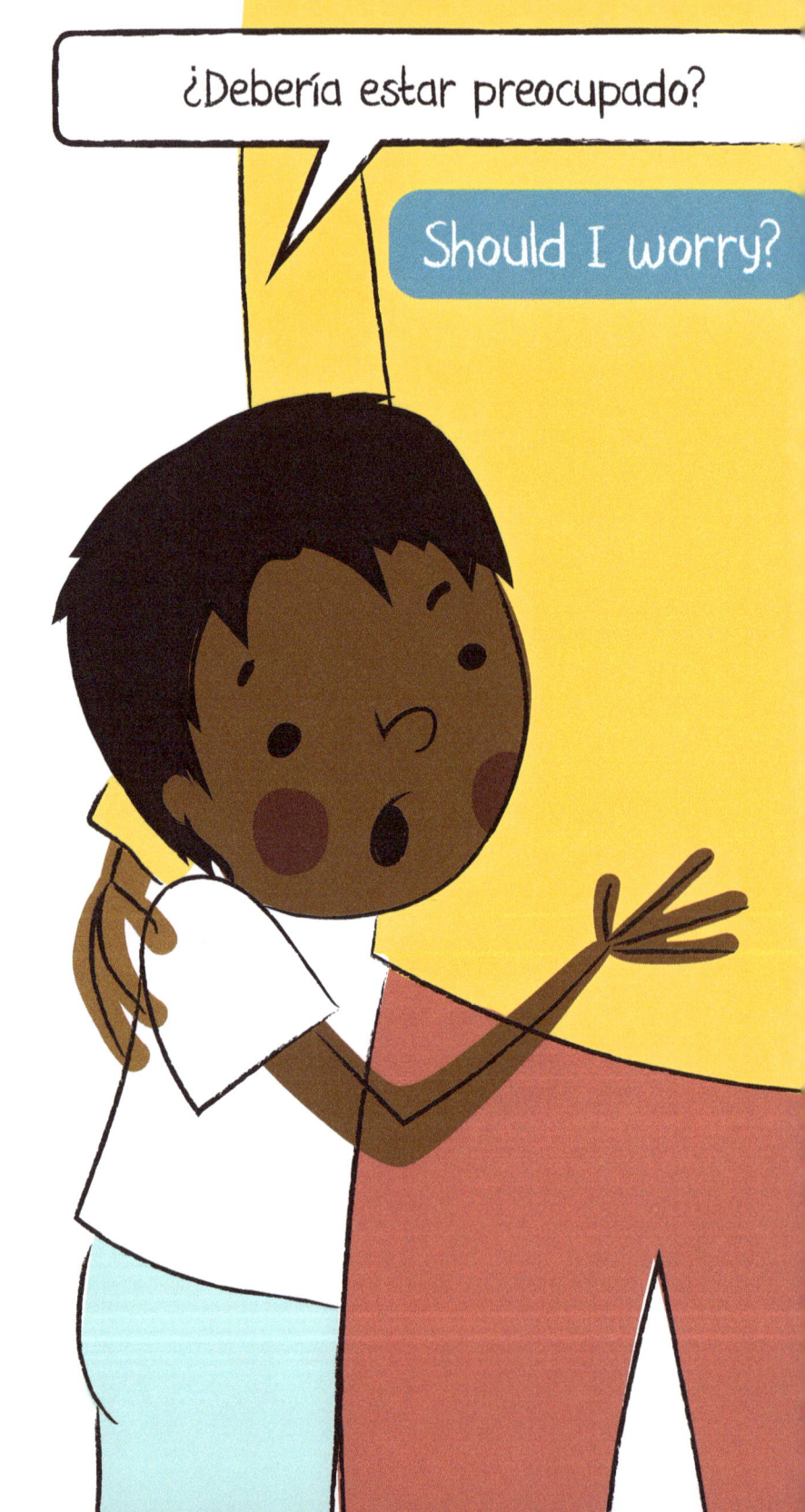

Hay muchas personas en todo el mundo que están trabajando duro para protegerte.

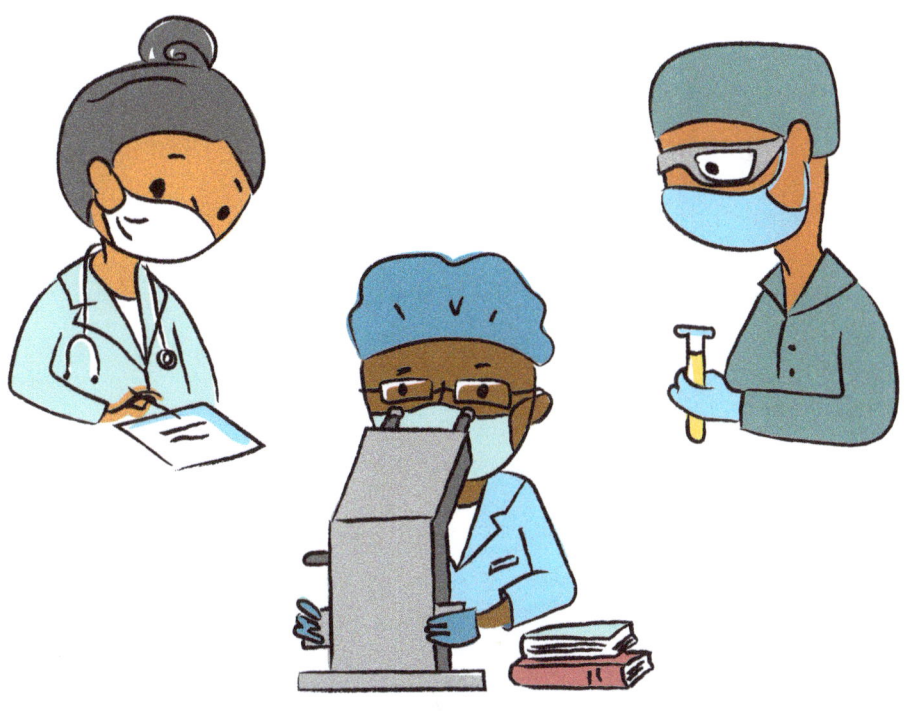

There are a lot of people all around the world who are working hard to protect you.

No tienes que preocuparte, pero ¡pon de tu parte lavándote las manos, usando una mascarilla, practicando el distanciamiento social y haciéndote la prueba si tienes síntomas, para así protegerte a ti mismo, a tu familia y a tus amigos!

You do not have to worry, but do your part by washing your hands, wearing a mask, practicing social distancing, and get tested if you have symptoms to protect yourself, your family, and your friends!

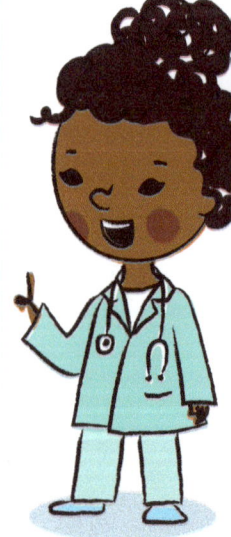

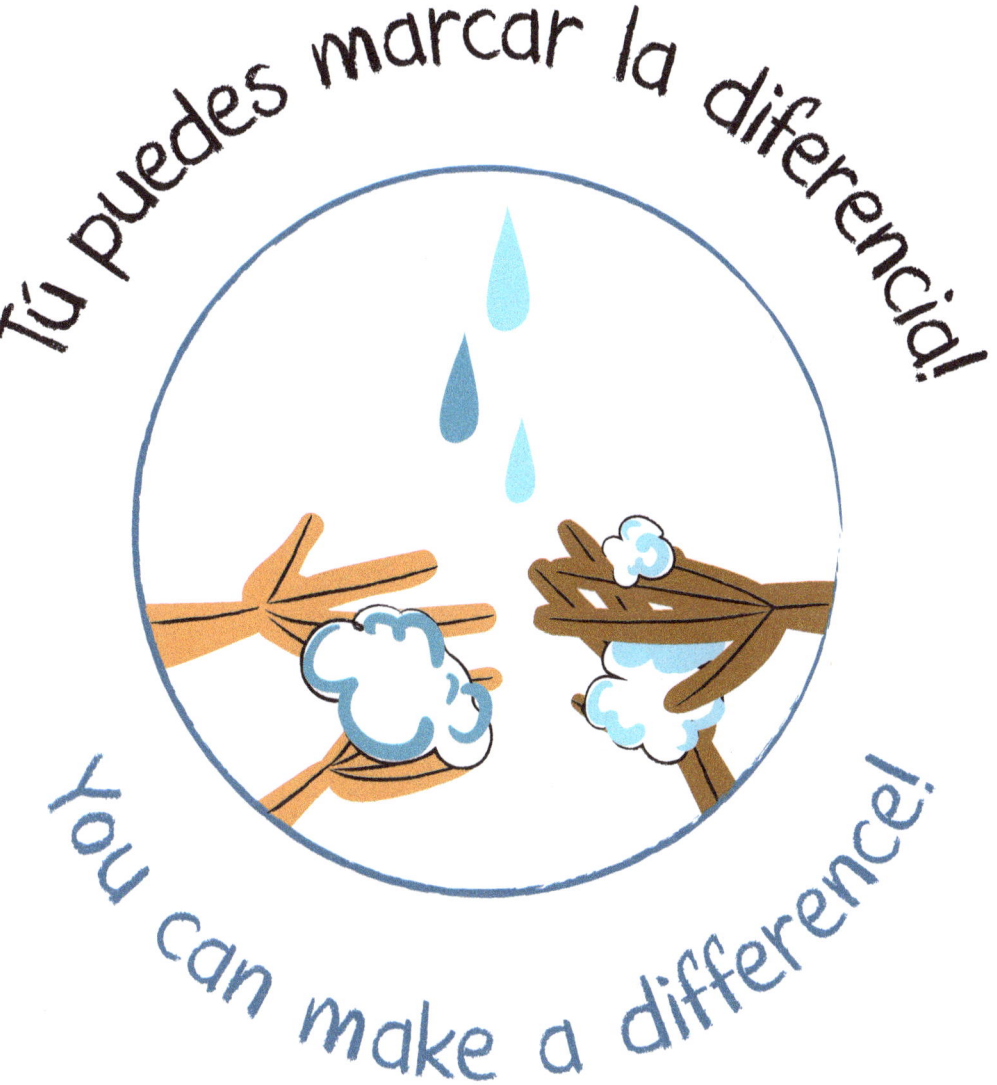

¡Hasta pronto!

See you soon!

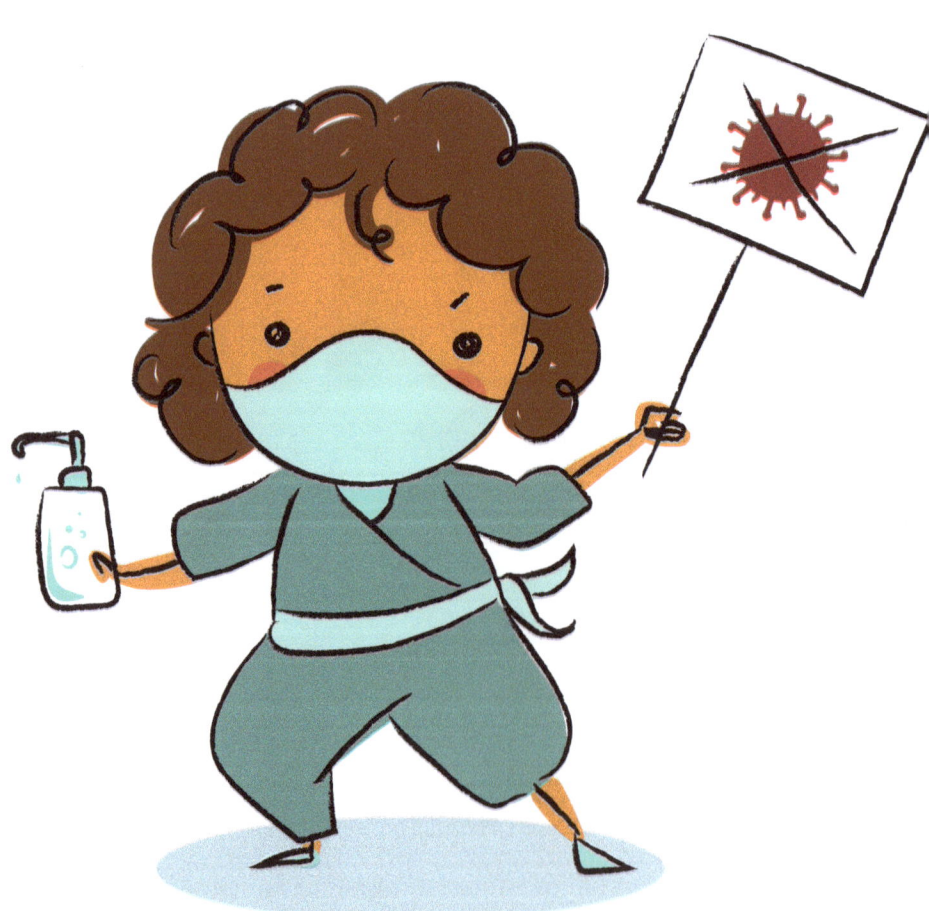

TU VOCABULARIO BILINGÜE
YOUR BILINGUAL VOCABULARY

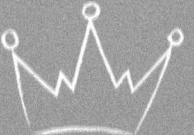
corona
crown

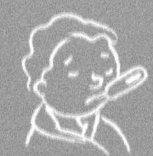
enfermo
sick

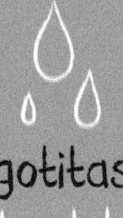
gotitas
droplets

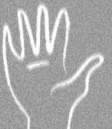
mano
hand

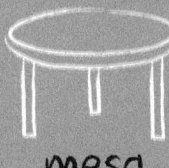
mesa
table

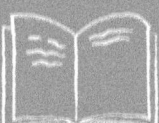
libro
book

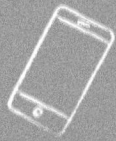
teléfono
phone

ojos
eyes

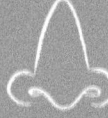
nariz
nose

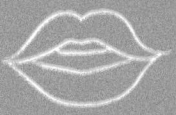
boca
mouth

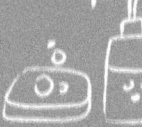
jabón
soap

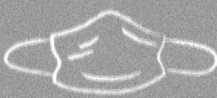
mascarilla
mask

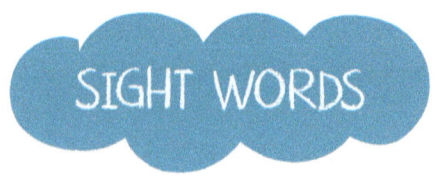

YOUNG & BILINGUAL™ SIGHT WORDS TIPS

Sight words are words that don't follow the rules of spelling or syllable decoding. Children are taught as pre-readers to memorize sight words as a whole, by sight, so that they can recognize them immediately (within a few seconds). The goal is to read sight words without having to use decoding skills.

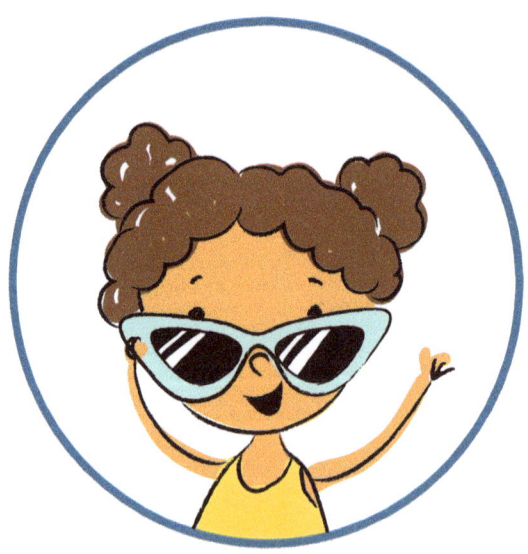

CONSEJOS PARA PALABRAS VISUALES DE YOUNG & BILINGUAL ™

Las palabras visuales son palabras que no siguen las reglas de ortografía o decodificación de sílabas. A los niños se les enseña como prelectores a memorizar las palabras visuales en su conjunto, a simple vista, para que puedan reconocerlas de inmediato (en unos segundos). El objetivo es leer palabras visuales sin tener que usar habilidades de decodificación.

SIGHT WORDS FROM THE BOOK

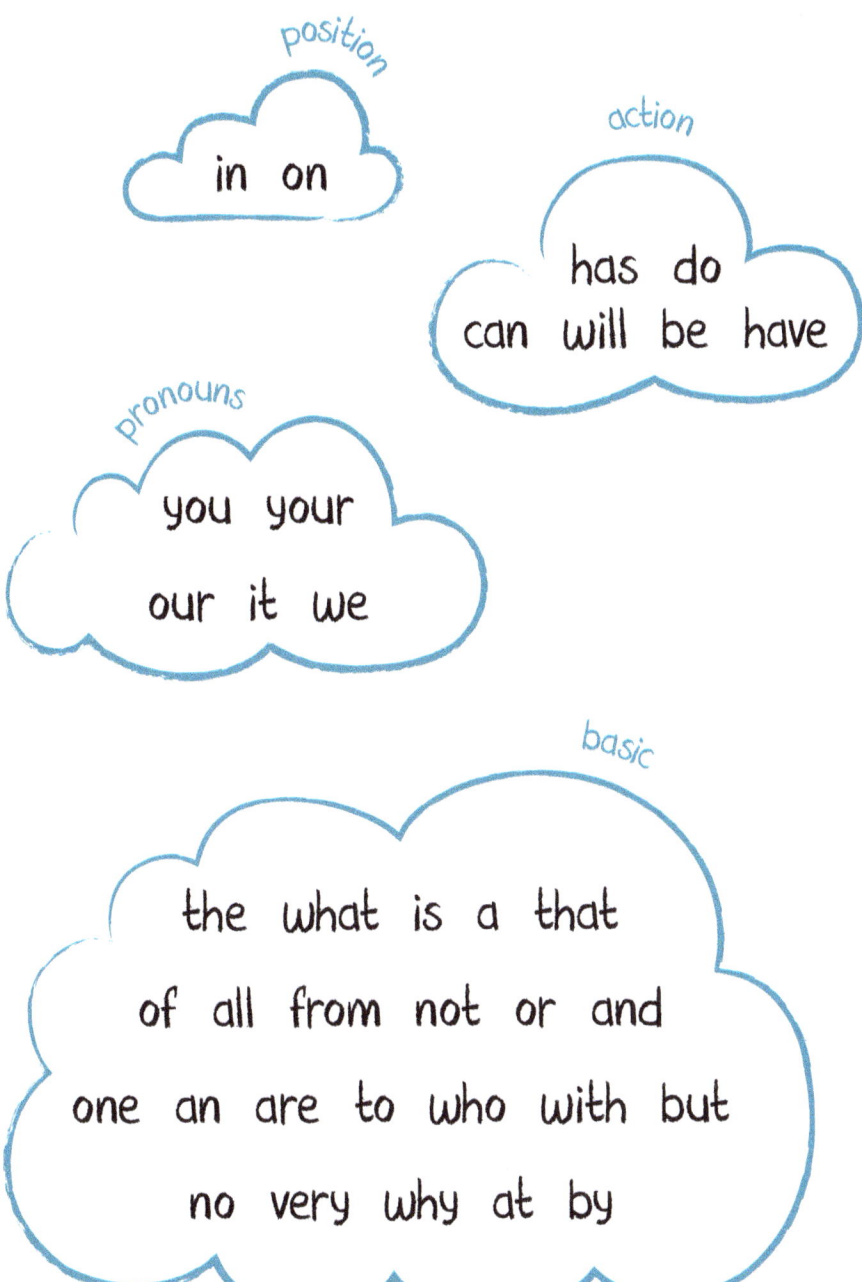

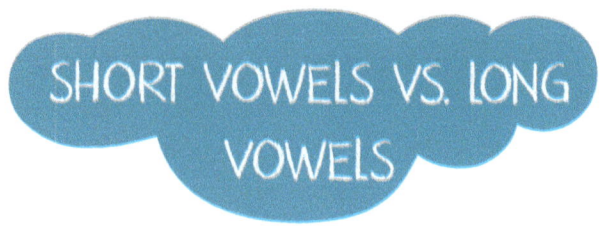

SHORT VOWELS VS. LONG VOWELS

YOUNG & BILINGUAL ™ QUICK PRONUNCIATION TIPS

- 'Long vowel' is the term used to refer to vowel sounds whose pronunciation is the same as its letter name. The five vowels of the English language are 'a', 'e', 'i', 'o', 'u'.
- Each letter has a corresponding short vowel sound.
- When a word has two vowels, usually, the first vowel is pronounced as a long vowel and the second vowel is silent.

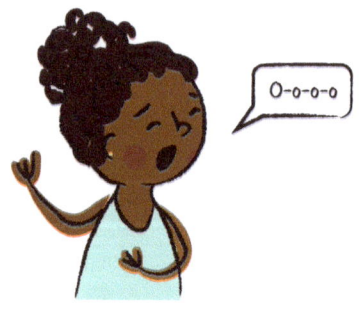

CONSEJOS DE PRONUNCIACIÓN DE YOUNG & BILINGUAL ™

- 'Vocal larga' es el término utilizado para referirse a los sonidos de las vocales cuya pronunciación es la misma que el nombre de su letra. Las cinco vocales del idioma inglés son ('a,' 'e,' 'i,' 'o,' y 'u').
- Cada letra tiene un sonido de vocal corta correspondiente.
- Cuando una palabra tiene dos vocales, por lo general, la primera vocal se pronuncia como una vocal larga y la segunda vocal es silenciosa.

LONG VOWELS   SHORT VOWELS

Long		Short
like virus	(I)	it is
stay table	(A)	talks what
sneezes disease	(E)	object gets
crown soap	(O)	lot problems
you flu	(U)	virus public

BILINGUAL ENGLISH-SPANISH BOOKS

You will find level 1, 2, 3 and 4 books to suit the needs of your child or students!

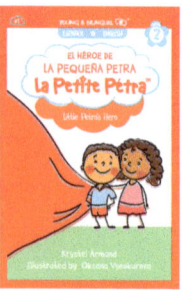 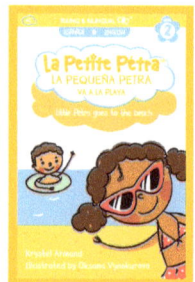 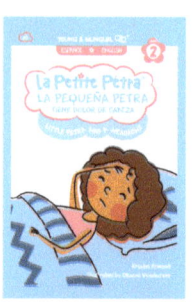 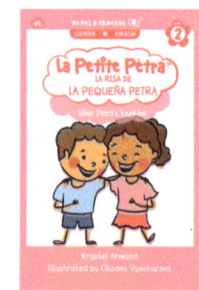

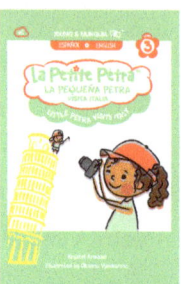 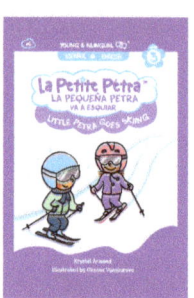 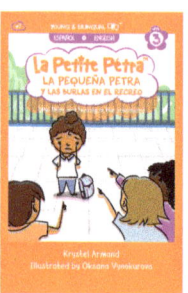 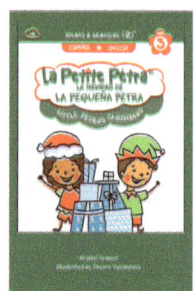

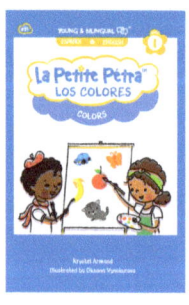 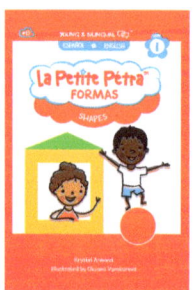 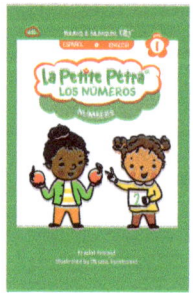 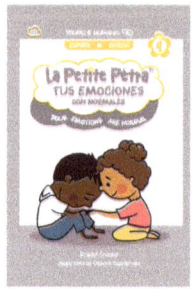

LIBROS BILINGÜES INGLÉS-ESPAÑOL

Encontrarás libros de los niveles 1, 2, 3 y 4 que se adaptarán a las necesidades de tus hijos o estudiantes.

Our bilingual book series also includes books in Creole-English, Portuguese-English and French-English, and come with a lot of additional materials! Download our catalog at www.lapetitepetra.com to view all our titles today!

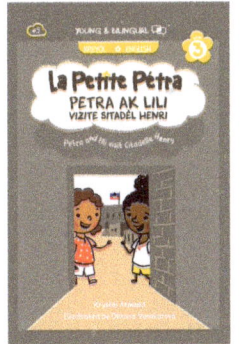
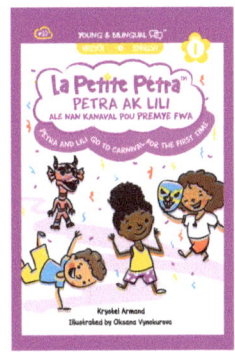
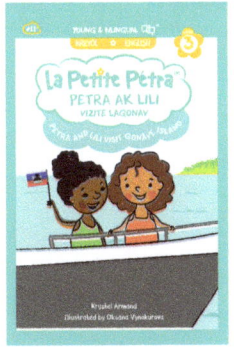
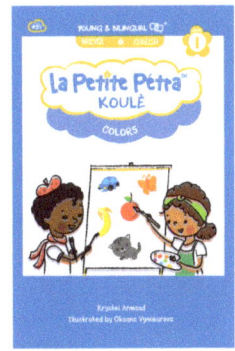

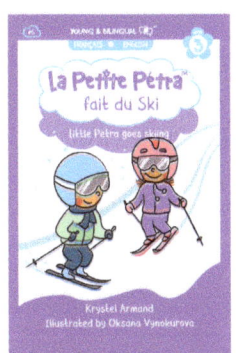
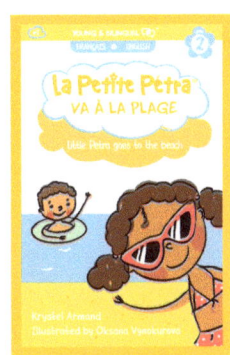

Nuestra serie de libros bilingües también incluye libros en criollo-inglés, portugués-inglés y francés-inglés, iy vienen con un montón de materiales adicionales! ¡Descarga nuestro catálogo en www.lapetitepetra.com para ver todos nuestros títulos hoy mismo!

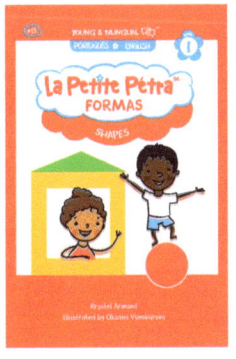
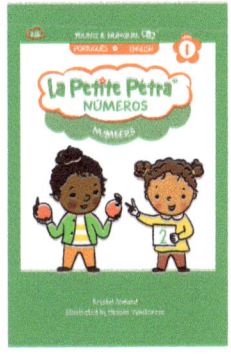

www.ingramcontent.com/pod-product-compliance
Lightning Source LLC
Chambersburg PA
CBHW061202070526
44579CB00009B/107